Peter Hofmarksrichter

## Das Märchen vom Abnehmen

Der Unsinn vom Kalorien zählen

# Das Märchen vom Abnehmen

## Der Unsinn vom Kalorien zählen

Von Peter Hofmarksrichter

## Impressum:

Peter Hofmarksrichter
Das Märchen vom Abnehmen · Der Unsinn vom Kalorien zählen

© 2013 Verlag Ebner
Schauflinger Straße 15, 94469 Deggendorf
www.verlag-ebner.de
Gesamtherstellung: Verlag Ebner

ISBN: 978-3-934726-60-4

# Inhaltsverzeichnis

## Einleitung

In den meisten Büchern, die vom Abnehmen handeln, erhalten Sie alle möglichen Informationen über Energiebilanz, Eiweiß, Kohlenhydrate, Fette oder Vitamine.

Ihnen wird erzählt, was, wann und wie viel Sie essen dürfen. Dabei sind die Botschaften oft total widersprüchlich. Wundern tut es einen nicht, denn kaum ein Markt ist so groß wie die Nahrungsindustrie. Die vielen tausend Produkte wollen verkauft werden. Unzählige Marketingstrategen und Werbeprofis setzen sich daran, ihr Produkt mit verkaufsfördernden Botschaften zu versehen. Dabei wird nicht nur klassische Werbung eingesetzt. Viele Produzenten mit gleichen Produkten schließen sich zusammen, um eine stärkere Lobby zu bilden. Bei Instituten und Wissenschaftlern werden Studien in Auftrag gegeben, die, wie könnte es auch anders sein, die gesundheitsfördernde Wirkung der untersuchten Produkte untermauern.

Die industrieelle Fertigung und Massentierhaltung hat unser Ernährungsverhalten massiv verändert. Die Folgen sind teils dramatische gesundheitliche Veränderungen in der Bevölkerung.

Das Bewusstsein der Bürger zum Thema Ernährung steht aber scheinbar an einem Scheideweg. Viele erkennen, dass Sie durch diese Form des Ernährungsverhaltens an Lebensqualität verlieren.

Genau an diese Menschen richtet sich dieses Buch. Es geht nicht um eine neue Diät oder ein neues Wunder zum Thema Abnehmen.

In diesem Buch wird das Denken über Ernährung in ein „altes Denken" und ein „neues Denken" eingeteilt. Die Menschen befinden sich in einem Paradigmenwechsel beim Thema Ernährung. Beim „alten Denken" handelt es sich um die angesprochenen Kalorien, Eiweiß, Kohlenhydrate, Fette und Vitamine. Es wird Ihnen erzählt, wann und wie viel Sie von etwas essen dürfen. Leider waren die Ergebnisse dabei in der

Vergangenheit bescheiden. Wie sich das Übergewicht und die gesundheitlichen Folgen daraus in den letzten Jahrzehnten veränderten, wissen Sie selbst.

Beim „neuen Denken" zum Thema Ernährung steht vielmehr die Auswirkung des Wachstums-, Ernte- und Herstellungsprozesses eines Lebensmittels auf den Menschen im Vordergrund. Aber liefert ein Nahrungsmittel darüber hinaus auch noch Informationen an die menschlichen Zellen, die das Körpergewicht und die Gesundheit maßgeblich beeinflussen? Dieser Frage wird in dem Buch nachgegangen und mit so manchem Ernährungsmärchen aufgeräumt.

Was qualifiziert den Autor dafür? Es wird aus der Praxis gesprochen. In mehreren hundert Zentren wird professionelles Ernährungscoaching (metabolic coaching) durchgeführt und durch eine Stoffwechselmessung, mittels Atemgas, begleitet. Dieses fundierte Messsystem zeigt objektiv Veränderungen im Stoffwechsel durch unterschiedliches Ernährungsverhalten.

Die über viele Jahre gesammelten Messdaten und Erfahrungen bilden die Grundlage dieses Buches. Die Abnehmerfolge sind teils sensationell auch bei Personen, die eigentlich die Hoffnung auf eine schlanke Figur schon aufgegeben hatten.

Der Autor hat es geschafft, komplexe Stoffwechselabläufe und Vorgänge in den Zellen so darzustellen, dass diese für jeden verständlich sind. Dadurch ist dieses Buch ein Fachbuch und ein Buch für Endverbraucher zugleich.

## Weil wir aus Erfahrung sprechen

Zunächst möchte ich mich bei Ihnen, lieber Leser, bedanken, dass Sie sich die Zeit nehmen für dieses Buch. Vielleicht stellen Sie sich die Frage, weshalb Sie sich mit dem Thema Abnehmen/Ernährung beschäftigen sollen? Kaum ein Thema, über das nicht bereits so viel geschrieben wurde. Es gibt unzählige Bücher, Expertenmeinungen und Produkte am Markt, sodass einem der Durchblick schnell verloren geht. Und nun kommt ein weiteres Buch dazu. Dabei sind wir im Prinzip doch alle Experten bei diesem Thema. Was charakterisiert einen Experten? Es ist jemand, der sich intensiv mit einer Sache beschäftigt. Und womit beschäftigen wir uns alle täglich mehr als mit unserer Ernährung? Wo kaufen wir was ein, welche Mahlzeiten nehmen wir wann zu uns und wie viel sollen wir von etwas essen? Wer, letztendlich, kennt unseren Körper und die Reaktion auf Nahrung besser als wir selbst?

Vieles haben wir ausprobiert und Erfahrungen gesammelt. Manchmal haben wir zugenommen, es ist uns auch gelungen, wieder abzunehmen, doch häufig waren die Pfunde schnell wieder zurück. Obwohl es kaum ein so ausgiebig behandeltes Thema wie das der Ernährung und des Abnehmens gibt, konnte doch in den letzten Jahrzehnten nur eine Entwicklung beobachtet werden, nämlich dass die Menschen immer mehr an Körperumfang zulegten. Die Statistik kennen Sie selbst. Über 60 Prozent der Menschen sind übergewichtig. All die gut gemeinten Ratschläge und Produkte, die zur Traumfigur führen sollen, scheinen wenig Wirkung zu zeigen. Viele Menschen resignieren; sie wollen sich nicht länger mit Diäten und Verzicht kasteien, sondern finden sich mit ihrem Gewicht einfach ab. Sie haben keine Lust mehr, ständig auf Kalorien und Nährwerttabellen zu achten und sich zu überlegen, ob sie sich dieses oder jenes verführerische Teilchen auf dem Teller noch leisten dürfen. Sie haben die Nase voll von gutgemeinten Ratschlägen und werden resistent dagegen. Sie glauben, nicht der Typ für Idealfiguren zu sein: Sie glauben, sie müssten dafür auf zu viel verzichten oder es läge halt in der Familie, am Alter oder Ähnlichem, dass sie nicht schlank sein können. Auf der anderen Seite bleibt trotzdem oft tief im Inneren der Wunsch bestehen, etwas weniger zu wiegen. Spätestens, wenn einem der Arzt mitteilt, dass gesundheitliche Beeinträchtigungen durch das Übergewicht zu erkennen sind, nimmt die Situation an Ernst zu. Warum nun dieses Buch und warum sollten Sie daraus neue Erkenntnisse für Ihr Leben gewinnen? Die Antwort ist: Weil wir aus Erfahrung sprechen. Wir schöpfen aus den Erfahrungen mehrerer hundert Zentren, wo täglich Ernährungsberatungen durchgeführt werden. Tausende von Ernährungs-Coachings, mit unterschiedlichsten Personen, finden auf diese Weise jedes Jahr statt. Die tägliche Praxis ist ein guter Lehrmeister. Hier kann nicht gemauschelt werden. Entweder haben die Klienten mit den Empfehlungen langfristigen Erfolg oder nicht. Es ist ein Unterschied, ob ich ein Abnehmprodukt verkaufe und mit dem einzelnen Kunden später kaum noch in Verbindung stehe, oder ob ich mich in regelmäßigen Abständen zur Erfolgskontrolle treffe. Es ist nicht so schwer, über Abnehmempfehlungen kurzfristige Erfolge zu erzielen. Durch die Bereitschaft, einige Ernährungsumstellungen vorzunehmen, meist verbunden mit einer momentan gesteigerten Motivation, Gewicht zu verlieren, kann sich Erfolg schnell einstellen. Allerdings tritt häufig schon nach kurzer Zeit wieder Stagnation ein. Nach drei bis vier Kilo anfänglichen Gewichtsverlusts passiert plötzlich auf der Waage nichts mehr. Die Ernährungsumstellung, die gerade noch von Erfolg gekrönt schien, funktioniert nicht mehr. Die Waage zeigt plötzlich wieder unbarmherzig nach oben. Warum? Weil Ihr Stoffwechsel nicht wirklich auf Fettverbrennung umgeschaltet hat. Wenn Sie sich aber während eines Programms in regelmäßigen Abständen mit Ihrem Betreuer treffen, dann wird Erfolg in einem anderen Licht betrachtet.

Im Folgetermin müssen Sie „messen" lassen, ob die Empfehlungen der letzten Termine auch tatsächlich Früchte tragen.

Worin unterscheiden sich unsere Beratungen von vielen anderen am Markt? Kommen wir zurück auf den Begriff „messen". Die Ausgangssituation ist, dass wir Ingenieure und Techniker sind, die sich dem Thema Abnehmen und den Auswirkungen von Übergewicht auf die Gesundheit angenommen haben. Als Ingenieure lernten wir, dass ein Produkt oder eine Dienstleistung nur dann zu verbessern ist, wenn man die Ausgangssituation genau messen kann. Messen, Regeln, Steuern ist die Devise. Stellen Sie sich vor, Sie wollen ein Präzisionsteil für einen Motor erstellen. Sie müssen die Abmessungen dieses Teils genau kennen, um feststellen zu können, ob es an der ein oder anderen Stelle noch feiner zurecht geschliffen werden muss. Durch regelmäßiges Nachmessen erkennen Sie, wie weit Sie von den Zielmaßen noch entfernt sind. Nur so kann der maximale Erfolg erzielt werden.

Ein berühmter Arzt und Erforscher des menschlichen Stoffwechsels, Hermann von Helmholtz, schrieb bereits 1887:

**„....was nicht gemessen wird, kann auch nicht verbessert werden....."**

Auf Grund dieser Erkenntnis wurde schon damals nach Möglichkeiten gesucht, wie sich der menschliche Stoffwechsel exakt messen lässt. Die ersten Messsysteme wurden bereits zu dieser Zeit erforscht und entwickelt.

Das war auch unser Ansatzpunkt. Wir stellten die Überlegung an: Wie kann der Abnehmprozess präzise und wissenschaftlich fundiert gemessen werden? Natürlich kennen wir die Waage. Die zeigt uns in der Tat, nicht manipulierbar, unser Körpergewicht. Jedoch geht es uns ja nicht in erster Linie darum. Was wir möchten, ist schlank sein und gut aussehen. Wenn wir also Körpergewicht verlieren wollen, dann sollte dies Körperfett sein. Wenn wir von überflüssigen Pfunden sprechen, dann meinen wir unsere Fettpolster, die ungeliebt an manchen

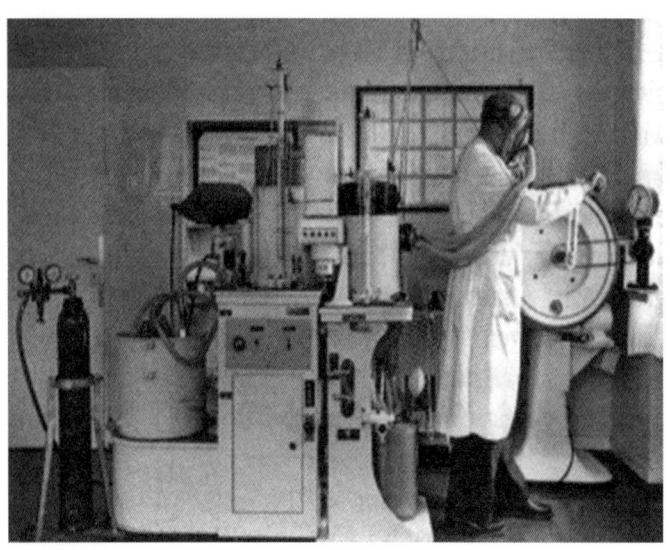

*Erste Stoffwechselmesssysteme*
*Quelle: Webseite, Deutsche Gesellschaft für Ernährung und Sport.*

Körperstellen hängen, und nicht unsere Muskeln. Als Folge gibt es zahlreiche Systeme und Waagen zur Messung des Körperfettanteils. Damit ist gemeint, zu welchen Anteilen sich Fett, Muskeln und Wasser im Körper zusammensetzen. Dies ist ein sinnvolles Messinstrument, trotzdem wird über diese Form der Messung keine Aussage erstellt, ob in diesem Moment Körperfett zur Energiegewinnung bereit gestellt wird und damit Körperfett verringert oder ob Körperfett sogar aufgebaut wird. Unsere Herausforderung war, ein Messsystem zu entwickeln, mit dem präzise und in jedem Moment gemessen werden kann, von welcher Form der Ernährung die Energie für das tägliche Leben gewonnen wird. Vereinfacht ausgedrückt, ob eine Person in diesem Moment Körperfett zu- oder abnimmt. Wir wussten, dass über den menschlichen Atem der Energiegewinnungsablauf in der menschlichen Zelle ermittelt werden kann. Wie wir bereits erfahren haben, wurde aus diesem Grund schon vor über 100 Jahren damit begonnen, Stoffwechsel über den Atem zu messen. Seit dieser Zeit sind unzählige wissenschaftliche Arbeiten entstanden und eine Vielzahl an Messverfahren entwickelt worden. Dieses Gebiet ist weltweit gründlich erforscht, sodass auf fundierte Messdaten und Messverfahren zurückgegriffen werden kann. Viele Systeme werden unter dem Begriff Spiroergometrie geführt. Uns fiel auf, dass über die Analyse des Atems zwar ein weltweit anerkanntes Verfahren zur Analyse des menschlichen Stoffwechsels existiert, aber fast alle Messverfahren hauptsächlich in der Leistungsdiagnostik eingesetzt werden. Dies bedeutet, dass über die Messungen zum Beispiel ermittelt wird, wie intensiv sich ein Herzpatient nach einer Operation belasten darf, um das Risiko eines Reinfarktes zu minimieren. Oder, mit welcher Intensität ein Leistungssportler seinen Wettkampf bestreiten soll, damit er möglichst nicht übersäuert und damit einen plötzlichen Leistungsabfall hinnehmen muss. Dazu trainiert der Proband auf einem Ergometer oder Laufband, auf dem in klar definierten zeitlichen Abständen die Intensität erhöht wird. Durch die Messung des abgeatmeten Atemanteils kann die anteilige Zucker-/Fettverbrennung der Person für die Bereitstellung der Energie ermittelt werden. Wenn ein solches Messverfahren zur Ermittlung der Leistungsfähigkeit und zur Verfolgung des Brennstoffprofils funktioniert, dann muss es auch möglich sein, das gleiche Verfahren zur Ermittlung der Energiegewinnung unter Ruhebedingungen einzusetzen.

Die wenigsten Menschen trainieren viele Stunden pro Woche oder müssen schwere Arbeit im Alltag verrichten. Die meisten Menschen befinden sich in der überwiegenden Zeit unter Ruhebedingungen, verbunden mit minimaler Bewegung. Damit ist gemeint, wir sind wach, sitzen und halten unsere Körperfunktionen aufrecht. Wie zum Beispiel im Büro, beim Autofahren und in Gesprächen. Deshalb war für uns die spannende Frage: Wie setzt sich das Brennstoffprofil in einer Alltagssituation zusammen? Selbst wenn jemand zwei- bis dreimal pro Woche Sport treibt oder sogar sehr intensiv trainiert, ist das für den Abnehmprozess wenig relevant, wenn im Alltag die Lebensenergie nicht überwiegend aus der Fettverbrennung gewonnen wird. Um wirklich Körperfett zu verlieren, muss die Fettverbrennung angekurbelt werden. Wir knüpften an dem bis dahin existierenden Standard an und entwickelten ein System, das präzise die Stoffwechselleistung in Ruhe ermitteln kann. Der Unterschied liegt in der Abstimmung der Messsensorik und der Darstellung der Auswertung durch eine entsprechende Software. Für die genaue Messung der Sensoren ist es wichtig, ob zum Beispiel mit einem Pulsschlag von 60 bis 80 Schlägen pro Minute geatmet wird, was unter Ruhebedingungen der Fall ist, oder wie beim Sport, mit Pulsschlägen von 100 bis 160 pro Minute. Mit zunehmendem Puls verändert sich auch die Intensität der Atmung. Weitere technische Details sind an dieser Stelle nicht so wichtig und dieses Buch soll auch keine Werbeplattform darstellen. Wir entwickelten dafür ein spezialisiertes Messsystem und gaben diesem den Namen e-scan Stoffwechselmessung.

Darin unterscheiden wir uns von vielen anderen Ernährungskonzepten am Markt. Wir kommen von der Messtechnik. Uns war ursprünglich nicht daran gelegen, eine bestimmte Ernährungsphilosophie in den Vordergrund zu stellen. Wir hatten aber einen unschlagbaren Vorteil: Wir konnten bei jeder Ernährungsempfehlung genau sehen, wie sich diese beim Betroffenen auf seinen Stoffwechsel auswirkt. Auf diese Weise testeten wir im Laufe der Jahre die unterschiedlichsten Ernährungskonzepte und konnten sie genau auf ihre Wirkungsweise überprüfen.

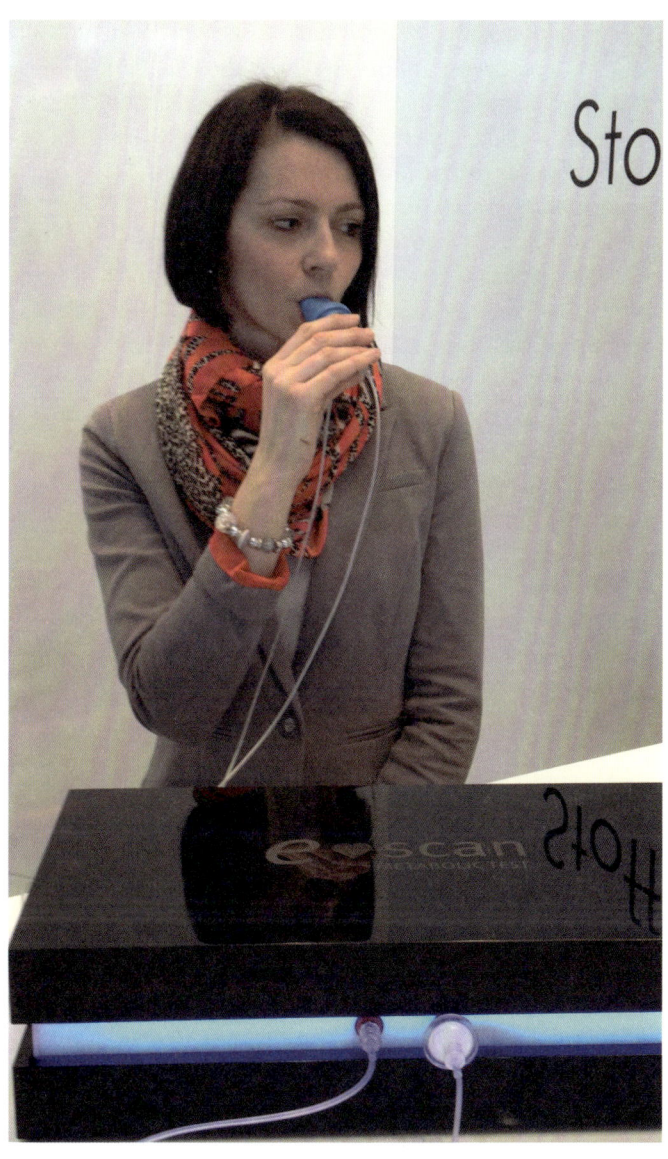

*moderne Stoffwechselmessung heute*

In vielen Jahren haben wir viele tausend Messdaten zusammengetragen, ausgewertet und analysiert und dabei die Erfahrung machen dürfen, dass sich selbst bei scheinbar aussichtslosen Fällen der Organismus relativ schnell und dauerhaft auf Fettverbrennung umstellen lässt. Diese Erfahrungen, Beobachtungen und Studien sind die Grundlage dieses Buches.

Beim Menschen betrachten wir den Stoffwechsel als das Präzisionsteil. Der Stoffwechsel ist ein biochemischer Vorgang im Körper, der nach ganz bestimmten Regeln abläuft. Eine sehr fundierte Messgröße ist dabei die Atmung. Wenn wir messen, was der Mensch abatmet, dann können wir die Wirkungsweise des Stoffwechsels mit diesen Parametern greifbar machen. Veränderungen aufgrund von geändertem Ernährungs- und Bewegungsverhalten lassen sich auf dieselbe Weise wieder messen. Dadurch muss man nicht auf Aussagen vertrauen, die einem in vielen Büchern und Zeitschriften begegnen, die sich nicht auf den individuellen Stoffwechsel des Einzelnen beziehen und die teils völlig widersprüchlich sind. Denn natürlich sind sie immer von dem Motiv geprägt, das der jeweilige Verfasser verfolgt. Da wir mehrmals am Tag essen und dies jeder Mensch auf dieser Erde tut, kann man leicht ausrechnen, dass es sich um einen Megamilliardenmarkt der Nahrungs- und Nahrungsergänzungsmittelproduktion handelt. Dass hier die besten Marketing- und Verkaufsprofis zum Einsatz kommen, versteht sich von selbst. Dass Wahrheit und Verkaufsargumente oft weit auseinanderklaffen, ist nur allzu verständlich.

Durch das Messen des Stoffwechsels an uns selbst, haben wir eine andere Objektivität. Wir können verschiedene Ernährungswege testen und messen und die Auswirkung auf den Stoffwechsel beobachten. Plötzlich hat man individuelle Werte, die die Reaktion des eigenen Körpers spiegeln und nicht pauschal anwendbar sind.

Mittlerweile stehen Hunderte von e-scan Stoffwechselmessgeräten in Praxen, Apotheken, Naturheilcentern, Medicalhotels, bei Ernährungsberatern und in guten Fitnessstudios, wo Tausende von Messungen und begleitende Verhaltenscoachings durchgeführt worden sind.

Als wir mit der Entwicklung unseres Messsystems fertig waren und die ersten Tests durchführten, waren wir sofort mit der Frage konfrontiert: „Und wie kann ich meine gemessenen Werte nun verändern?" Darauf hatten wir zu Beginn nicht unbedingt eine Antwort. Wir konnten den tatsächlichen Zustand des Stoffwechsels über die Atmung messen, doch was diesen beeinflusste, darüber ließen sich nur Vermutungen anstellen. Wir mussten lernen, dass viele gängige Ernährungsphilosophien, die wir im Anschluss ausprobierten, wenig Veränderung bei unseren Messergebnissen bewirkten. Man kann sogar sagen, dass relativ viel Unsinn auf dem Markt zu finden ist. Versprechungen, die einen Abnehmerfolg herbeiführen sollen und messbar genau das Gegenteil erreichen, sind an der Tagesordnung. Mit anderen Methoden nimmt man zwar ab, dafür stellen sich häufig nach einiger Zeit unangenehme gesundheitliche Nebenwirkungen ein, und es kommt nie zu einer wirklichen Fettverstoffwechslung. Auch dies ist möglich. Warum, das werden Sie in diesem Buch noch erfahren. Im Laufe der Jahre, nach Tausenden von Messungen und kleineren wie größeren Studien und Tests können wir auf umfangreiche Erfahrungen zurückgreifen, die sich auf die Veränderung des menschlichen Stoffwechsels beziehen. Teilweise konnten wir dadurch sogar sensationelle Erfolge beim Abnehm- und Gesundungsprozess erzielen. Diese Erfahrungen möchten wir gerne in diesem Buch weitergeben. Ich bin überzeugt, Sie werden Erkenntnisse über Ihren Stoffwechsel erlangen, die Ihnen bisher nicht bewusst waren und die vielleicht auch Ihr Leben verändern.

## Wie funktioniert der menschliche Stoffwechsel?

Viele Mediziner scheitern mit ihren Ratschlägen an der geringen Bereitschaft der Patienten, etwas an ihren Ernährungs- und Lebensgewohnheiten zu ändern. Immer wieder berichten uns Ärzte, Therapeuten und Ernährungscoaches, dass sich viele Menschen bereits gegen geringste Veränderungen massiv sträuben. Selbst auf die Gefahr hin, die Gesundheit und Lebensfreude zu beeinträchtigen, eventuell sogar die Lebensdauer zu verkürzen, ist die Bereitschaft zur Veränderung äußerst gering. Unsere Erfahrung zeigt, dass notwendige Veränderungen umso leichter angenommen werden, je mehr jemand über die genauen Hintergründe, die Wirkungsweise und damit den Sinn der empfohlenen Maßnahme weiß. Deshalb ist dieses Buch entstanden. Es verfolgt das Ziel, Ihnen den scheinbar komplexen Vorgang des menschlichen Stoffwechsels auf einfache und verständliche Weise zu vermitteln.

Schauen wir uns einfach dazu die Funktionsweise des menschlichen Stoffwechsels genauer an. Zum einfacheren Verständnis reduzieren wir die Wirkungsweise auf verständliche Beispiele. Was macht der Stoffwechsel?

Er hat die Fähigkeit, aufgenommene Nahrung und Umgebungsluft in den einzelnen Körperzellen so umzuwandeln, dass Leben entsteht. Diese Tatsache kann jeder an sich ausprobieren. Essen Sie einfach über einen längeren Zeitraum nicht und Sie werden feststellen, dass Ihre Leistungsfähigkeit rapide absinkt. Noch einfacher und schneller würde es mit der Atmung gehen. Bei Atemstillstand ist das Leben schnell zu Ende.

Der Energiegewinnungszustand Leben findet in den über 70 Billionen menschlichen Zellen statt. Ein menschlicher Organismus ist ähnlich wie ein Aquarium aufgebaut. Sie haben eine Hülle, die man als Haut bezeichnet, in der die sogenannte Zellzwischenflüssigkeit (Wasser) beinhaltet ist. In dieser Zellzwischenflüssigkeit schwimmen die 70 Billionen Körperzellen und werden aus der Flüssigkeit ernährt. Dabei hat keine Zelle eine direkte Verbindung zu einer anderen Zelle. Zellen ergeben schwimmende Formationen, die man als Organe bezeichnen kann. Der Blut- und der Lymphkreislauf versorgen dieses eingeschlossene Wasser mit Nährstoffen, die sich gleichmäßig in dieser Flüssigkeit verteilen und von den Zellen (Fischen) aufgenommen werden. Die Abfallstoffe, die aus dem Energiegewinnungsprozess der Zelle entstehen, müssen über den Lymphkreislauf sowie über die Venen wieder nach außen transportiert werden. Eine menschliche Zelle ist bei der Energiegewinnung mit einem Automotor vergleichbar. In einem Motor findet eine Form von Verbrennung statt, welche die freigesetzte Energie in Vortrieb umsetzt. Bei der menschlichen Zelle handelt es sich um nichts anderes, außer dass Zellspannung entsteht und keine Wärme, die als Millivolt an der Zellmembran messbar gemacht werden kann. Bei jeder Verbrennung fallen Abfallstoffe an, Flüssigkeit und Gase. Bei einem Automotor misst der Mechatroniker die Abgase und kann daraufhin feststellen, wie gut der Motor verbrennt, und entsprechende Feinjustierungen vornehmen. Diese Untersuchung ist als Abgassonderuntersuchung (ASU) gesetzlich vorgeschrieben. Bei dem Verbrennungsvorgang in der menschlichen Zelle ist dies nicht anders. In der Fachsprache wird dies als Oxidation bezeichnet. Der einzige Unterschied: Während beim Automotor nur eine Brennstoffquelle zur Verfügung steht – das Benzin, stehen für die Energiegewinnung in der menschlichen Zelle drei Brennstoffquellen zur Verfügung: Zucker, Eiweiß und Fett. Dabei ist die Energiebereitstellung aus Eiweiß relativ konstant. Die Energiegewinnung aus Zucker und Fett ist jedoch sehr variabel. Je nachdem, welche Form der Energiegewinnung vorrangig ist, ändern sich die Abfallprodukte. Es werden unterschiedliche Gasanteile frei, die über die Atmungskette abgeatmet werden. Durch das Messen dieser Gase lässt sich ein genauer Rückschluss auf die Form der Energiegewinnung ziehen.

Um besser verstehen zu können, was die Energiegewinnung beeinflusst und wie sich die Energiegewinnung durch Nahrung in den letzten Jahrzehnten verändert hat, ist ein kleiner Rückblick in die jüngere Vergangenheit hilfreich:

Schon bald nach dem Zweiten Weltkrieg war ein Massenphänomen eingetreten. Die Menschen wurden immer dicker. Nachdem vor 50 Jahren noch ungefähr 10 Prozent der Deutschen als übergewichtig galten, sind es heute bekanntlich 60 Prozent. Nach jahrelangem Verzicht auf ausreichende Nahrung war es nur allzu verständlich, dass sich die Menschen erst einmal satt essen wollten. Aber schon in den 70er Jahren nahm dies bedenkliche Züge an. Anfänglich ging man davon aus, dass es sich bei Übergewicht lediglich um ein optisches Problem handle. Doch schon bald veränderten sich auch die gesundheitlichen Parameter und Blutwerte dramatisch.

Heute stirbt jeder Zweite an den Folgen einer Herz-Kreislauf-Erkrankung wie Herzinfarkt oder Schlaganfall. 25 Prozent aller Todesursachen sind auf Krebserkrankungen zurückzuführen. Aber was hat diese Entwicklung mit Ernährung zu tun? Werden die Menschen heute nicht wesentlich älter als früher und hat dies nicht auch seine Ursachen zum einen in der medizinischen Versorgung, aber auch in der ausreichend zur Verfügung stehenden Nahrung? Ein Vergleich der Todesursachen in den Industrie- und Entwicklungsländern, ausgefertigt vom Berliner Institut für Bevölkerung und Entwicklung, zeigt dabei eklatante Unterschiede.

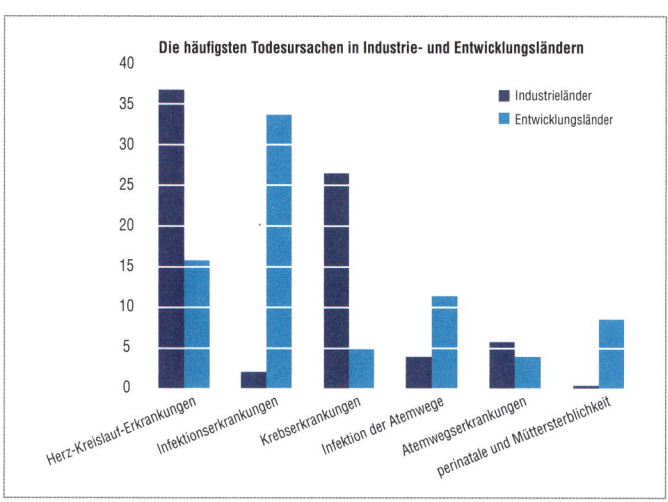

Die häufigsten Todesursachen in Industrie- und Entwicklungsländern

■ Industrieländer
■ Entwicklungsländer

Herz-Kreislauf-Erkrankungen
Infektionserkrankungen
Krebserkrankungen
Infektion der Atemwege
Atemwegserkrankungen
perinatale und Müttersterblichkeit

Aus der Grafik lässt sich deutlich erkennen, dass zwischen den Industrie- und Entwicklungsländern, bezüglich der Sterblichkeit, große Unterschiede bestehen. Während in den Industrieländern ca. 70 Prozent der Menschen an einer Herz-Kreislauf-Erkrankung oder Krebs sterben, sind dies in den Entwicklungsländern 20 Prozent. Natürlich herrschen dort andere Probleme. Infektionskrankheiten auf Grund von mangelnden hygienischen Bedingungen stellen häufig die Hauptursache für eine hohe Sterblichkeit. Vorher hatten wir beschrieben, dass zur Energiegewinnung in der menschlichen Zelle, etwas vereinfacht, nichts anderes verwendet wird als aufgenommene Nahrung und Sauerstoff (Atemluft). Da die Zusammensetzung der Luft weltweit gleich ist, ist es naheliegend, dass die zugeführte Nahrung den Unterschied ausmacht.

Diese Erkenntnis erhärtet sich, wenn wir die Sterblichkeitsraten in Ländern verfolgen, welche in relativ kurzer Zeit eine Veränderung vom Entwicklungsland zum Industrieland vollzogen haben. Wie am Beispiel China. Es ist zu beobachten, dass mit der veränderten Form der Ernährung Herz-Kreislauf-,

Diabetes- und Krebserkrankungen stark zunehmen. Thomas M. Campbell und T. Colin Campbell haben umfangreiche Studien durchgeführt, die im Buch „China Study", erhältlich im Verlag Systemische Medizin, veröffentlicht wurden. Dort konnten sie nachweisen, dass mit dem veränderten Ernährungs- und Einkaufsverhalten, in einer jeweiligen Region Chinas, die Herz-Kreislauf-Erkrankungen signifikant zunahmen.

Werden wir heute dank der ausreichenden Ernährung nicht alle wesentlich älter als früher? Dies lässt sich nicht genau sagen. Niemals in der Geschichte der Industrienationen gab es eine so lange Zeit ohne Krieg. Auch die hygienischen Verhältnisse von früher und heute lassen sich nicht vergleichen. Aber auch früher gab es Menschen, die ein biblisches Alter erreichten. So musste man im Römischen Reich, vor 2000 Jahren, mindestens 60 Jahre alt sein, um Mitglied des Senats werden zu können.

Umso verwunderlicher ist es, dass erst in den letzten Jahren damit begonnen wurde, einen Bezug zwischen Ernährung und Gesundheit herzustellen. Leider spielt in der klassischen Medizin die Ernährung für einen Heilungsprozess nach wie vor kaum eine Rolle, obwohl der Beweis für einen Zusammenhang erdrückend erscheint. Der Ablauf zur Gewinnung von Lebensenergie in der menschlichen Zelle ist ein biochemischer Prozess und sehr gut erforscht. Nahrung wird im Körper und in den Zellen so umgesetzt, dass dadurch messbare Lebensenergie entsteht. Was sonst sollte die Verfassung unseres Stoffwechsels und unseres Herz-Kreislauf-Systems maßgeblich beeinflussen?

Der bekannte Zellbiologe und Zellforscher Dr. Bruce Lipton schrieb in seinem Buch „Intelligente Zellen" in dem Kapitel „Auf die Umwelt kommt es an": *Nie werde ich den klugen Rat vergessen, den ich 1967 als Doktorand beim Erlernen des Klonens von Stammzellen erhielt. Erst Jahrzehnte später konnte ich nach umfangreicher Forschungsarbeit diesen scheinbaren simplen Tipp in seiner ganzen Tiefe ermessen. Mein Professor und Mentor war*

22

Dr. Irv Königsberg, ein überragender Wissenschaftler, der als einer der Ersten die Kunst des Klonens von Stammzellen gemeistert hat. Er sagte mir, wenn deine Zellkulturen vor sich hin kümmern, dann suche die Ursache in der Umgebung der Zellen, nicht bei den Zellen selbst.

Im Laufe der Zeit erkannte ich, dass der Rat meines Professors der Schlüssel zum Verständnis des Lebens war. Wenn ich meinen Zellen eine gesunde Umgebung anbot, dann gediehen sie; war die Umgebung nicht optimal, dann kümmerten sie vor sich hin. Doch sobald ich ihre Umgebung dann verbesserte, erholten sich die Zellen.

Doch die meisten Zellbiologen besaßen nicht diese höheren Weihen im Umgang mit Zellkulturen. Und nach Watson und Cricks Entschlüsselung des DNS-Codes ließen die Wissenschaftler jede Berücksichtigung von Umwelteinflüssen völlig außer Acht. Doch selbst Charles Darwin räumte am Ende seines Lebens ein, in seiner Evolutionstheorie sei die Rolle der Umgebung zu kurz gekommen. In einem Brief an Moritz Wagner schrieb er im Jahr 1876 (Darwin, F 1888):

Meiner Meinung war der größte Fehler, der mir unterlaufen ist, dass ich neben der natürlichen Auslese dem Einfluss der Umgebung, z.B. Nahrung und Klima nicht genug Beachtung geschenkt habe. Als ich die „Entstehung der Arten" schrieb, fand ich nur dürftige Hinweise auf den direkten Einfluss der Umgebung, aber mittlerweile gibt es zahlreiche Belege dafür.

Dr. Bruce Lipton führt in seinen Arbeiten aus, dass es weniger die DNA ist, die für die Vitalität der Zellen verantwortlich ist. Es ist die Umgebung und damit Ernährung der Zellen, welche die Funktionalität der Zellen maßgeblich beeinflusst. Dazu hatte er zahlreiche Forschungsarbeiten durchgeführt. Zum Beispiel entnahm er den Zellen die DNA und trotzdem lebten die Zellen normal weiter, während die DNA selbst nicht lebensfähig war. Er und sein Team erkannten, dass „Leben" nicht in der DNA erzeugt wird. Die DNA ist für die Teilung der Zellen und die Informationsweitergabe zuständig und arbeitet ähnlich einer Festplatte eines Computers. Die Information aber wird von einer anderen Stelle auf die Festplatte geschrieben. So erkannte Dr. Bruce Lipton, dass die Informationen auf der DNA, ähnlich wie auf einer Festplatte, zu jeder Zeit umgeschrieben werden können. Leider hat der Glaube, in der DNA seien Krankheiten und Aussehen festgelegt und kaum veränderbar, dazu geführt, dass die Eigenverantwortung in den Hintergrund geriet. Viele Forscher berichteten uns, dass wir gegen Krankheiten bis hin zu Übergewicht kaum etwas tun können. Dies sei zum größten Teil genetisch festgelegt. Neuere Studien und vor allem praktische Erfahrung zeigen jedoch das Gegenteil. Heute sind wir eine Summe von vergangenen Erfahrungen und Lebensweisen. Wir sind jedoch zu jeder Zeit in der Lage, unsere Festplatte mit neuen Informationen zu beschreiben.

*Die Vergleiche zwischen Bevölkerungsgruppen in Entwicklungsländern, die das Ernährungsverhalten der Industrieländer übernommen haben, und der Bevölkerung in Industriestaaten zeigen deutliche Parallelen im Entstehen von Krankheiten. Demgegenüber schneidet die Bevölkerung anderer Entwicklungsländer, die noch keine industriell gefertigte Nahrung bekommen, gesundheitlich ganz anders ab.*

Versuchen wir einmal das Wissen über Ernährung, das sich in jüngerer Vergangenheit entwickelte, genauer zu betrachten. Es ist hilfreich, um unser heutiges Ernährungsverhalten und die Auswirkungen auf unseren menschlichen Stoffwechsel besser verstehen zu können.

## Das Zählen von Kalorien

In der gängigen Ernährungslehre, und vor allem beim Wunsch nach Abnehmen, steht das Zählen von Kalorien seit den 70er Jahren im Mittelpunkt. Damals wurde der Wissenschaft die rasante Zunahme von Körpergewicht bewusst. Erstmals machte man sich Gedanken, wie dieser Entwicklung entgegengesteuert werden könnte. Mit Aktionen wie dem „Trimm-Dich-Männchen" und den „Trimm-Dich-Pfaden" sollte der Bevölkerung ein Lebensstil, in dem mehr Kalorien verbraucht werden, schmackhaft gemacht werden. Zuviel Nahrung, bei gleichzeitig zu wenig Bewegung, war die Botschaft. Die „Kalorie" als definierte Energieeinheit für ein Lebensmittel wurde bekannt. Dabei wird selbst in Universitäten und anderen Lehreinrichtungen die Philosophie heute noch unterrichtet, der Mensch sei in etwa so etwas wie ein voller Eimer. Um abnehmen zu können, müssen einfach mehr Kalorien verbraucht werden als dem Organismus zugeführt werden. Ist diese Methode jedoch wirklich geeignet? Werfen wir zur genaueren Definition einer Kalorie doch einen Blick in Wikipedia. Hier wird die Kalorie[1] folgendermaßen beschrieben:

*Das Wort Kalorie kann sich auf eine Kalorie (1 cal) oder eine Kilokalorie (1 kcal) beziehen und ist entsprechend unpräzise. Beide Verwendungen waren und sind gebräuchlich. Zur Unterscheidung spricht man manchmal auch von „Grammkalorie" und „Kilogrammkalorie" oder auch „kleiner Kalorie" und „großer Kalorie", die sich jeweils auf die Erwärmung von einem Gramm bzw. einem Kilogramm Wasser um ein Grad Celsius beziehen. Eindeutig ist in der Praxis jedoch die Bezeichnung „Kilokalorie" für 1000 Grammkalorien, analog zu den Vorsätzen für SI-Einheiten*[2]. *Unter Physiologischer Brennwert*[3] *wird bei Wikipedia*

---

[1] http://de.wikipedia.org/wiki/Kalorie

[2] Internationales Einheitensystem, abgekürzt SI (von französisch Système international d'unités), ist das heute weltweit am weitesten verbreitete Einheitensystem für physikalische Größen. Es ist ein kohärentes, metrisches Einheitensystem.

[3] http://de.wikipedia.org/wiki/Physiologischer_Brennwert

*weiter beschrieben: Schon wegen der genannten Ungenauigkeiten ist umstritten, inwieweit der physiologische Brennwert überhaupt Aussagekraft beziebt, etwa für Diäten. Die Kritik in Kurzfassung: Schon der physikalische Brennwert für ein bestimmtes Lebensmittel fällt im Einzelfall höchst unterschiedlich aus, je nach Anbaubedingungen, Verarbeitung etc. Die nach dem Verzehr über die Verdauung ausgeschiedenen Anteile sind nur geschätzt und variieren stark von Person zu Person. Der Rest wird im Körper nicht verbrannt, sondern auf vielfältigste Weise (oft unter Energiefreigabe) abgebaut und umgekehrt (unter Energieeinsatz) wieder neu zusammengesetzt, teils auch mit dem Urin ausgeschieden. Erhebliche Teile der Nahrung werden überhaupt nicht energetisch verwertet, sondern als Baustein im Körper verwendet. Alles zusammengenommen sei, so die Kritik, ein für jedermann gültiger, auch nur halbwegs plausibler physiologischer Brennwert (Kilokalorien) überhaupt nicht wissenschaftlich herbeiführbar. Erst recht ließen die gängigen, oft genug von Quelle zu Quelle stark abweichenden Zahlen keine Aussagen über den Fettstoffwechsel zu. Zudem sei auch der Energieverbrauch eines Menschen, etwa für bestimmte körperliche Tätigkeiten, von Fall zu Fall höchst unterschiedlich. Insgesamt sei jegliches Kalorienrechnen mehr Quacksalberei bzw. Geschäftemacherei denn seriöse Wissenschaft.*

Da stellt sich nun die Frage, wieso das Zählen von Kalorien, Kalorienrechner und -Tabellen dermaßen im Mittelpunkt steht, wenn die Arbeit damit jeglicher wissenschaftlicher Grundlage entbehrt. Aus unserer Sicht würden wir heute sagen: „Unwissenheit". Wie bereits beschrieben, ist der Markt mit Ernährung und Abnehmen ein Megamilliarden-Geschäft. Um diesen wirkungsvoll betreiben zu können, braucht man einfache, leicht verständliche Hilfsmittel. Da kommt die Theorie der Energiebilanz gerade recht. Diese ist nun mal am einfachsten in Form von Tabellen und leicht verständlichen Zahlen zu vermitteln. Als wenn der Mensch nach einer mathematischen Formel funktionieren würde. Da nimmt man gern in Kauf, dass diese Aussagen unsinnig sind, wenn sich dadurch das eigene Produkt leichter verkaufen lässt. In der Praxis ist gut zu beobachten, was in den letzten 50 Jahren das Kalorienzählen in unserer Gesellschaft verursachte. Jedoch sind heute noch viele Abnehmprogramme und Diäten auf dieser Philosophie aufgebaut. Indem weniger Kalorien zugeführt werden, soll der Abnehmprozess eingeleitet werden. Diese Botschaft klingt uns an allen Ecken und Enden in den Ohren. Daraus hat sich vor einigen Jahrzehnten die Low-Fat-Bewegung gebildet. Aus der Erkenntnis, dass ein Gramm Fett 9 Kalorien beinhaltet, war der eigentliche Bösewicht ausgemacht. Fett hat dermaßen viele Kalorien, dass dies der Dickmacher Nummer 1 sein muss. Daraus konnte sich ein ganzer Industriezweig bilden. Die Light- oder Low-Fat-Industrie und fettreduzierte Produkte waren im Aufwind. Um den Bedarf zusätzlich anzuheizen, wurde viel Werbeaufwand betrieben. Die Botschaft erschien ganz einfach: Um Kalorien einzusparen, muss einfach kalorienhaltige Nahrung eingeschränkt werden.

Der Abnehmprozess wurde, wie bereits beschrieben, mit einem vollen Eimer verglichen. Es muss dem Körper nur weniger Kalorien-Energie zugeführt werden, als dieser verbraucht. Eben ähnlich einem Eimer. Ist dieser voll, quillt er über. Beim Menschen nennt man das Gewichtszunahme. Leert sich der Eimer, nimmt man ab. Werden demnach Nahrungsmittel konsumiert, die wenig Kalorien haben, kann entsprechend mehr gegessen werden. Eine herrliche Botschaft für die Hersteller von Nahrungsmitteln. Kalorienreduziert oder, werbetechnisch besser ausgedrückt, „leicht" muss ein Produkt sein, damit es sich gut verkaufen lässt. Der Gedanke, dadurch von dem leckeren Produkt ruhig etwas mehr essen zu können, ist doch auch zu verlockend. Milliarden an Werbegeldern wurden und werden für diese Botschaft investiert. Da ist es nicht verwunderlich, wenn der Glaube an das Kalorienzählen für den Abnehmerfolg tief in den Köpfen der Verbraucher steckt. Nun ist, wie fast immer im Leben, auch ein Körnchen Wahrheit darin verborgen.

Wenn zu viel gegessen wird und damit meist auch ein Zuviel an Kalorien aufgenommen wird, nimmt man zu und baut Fettpölsterchen auf. Das kann jeder am eigenen Leib testen. Wird allerdings wenig gegessen und werden weniger Kalorien zugeführt, als der Körper scheinbar zur Energiegewinnung benötigt, nimmt man noch lange nicht ab. Selbst wenn nach einiger Zeit die Waage weniger Gewicht zeigt, heißt dies noch lange nicht, dass tatsächlich im Körper eingelagertes Fett, sogenanntes Depotfett, verringert wurde. Was passiert stattdessen? Der Organismus passt sich im Verbrauch einfach der zugeführten Nahrung an. Häufig werden deshalb nur Wasser und Muskulatur reduziert. Bei weniger Substanz kommt der Körper auch mit weniger Nahrung klar. Zu spüren ist dies, indem man an Antrieb für die täglichen Aufgaben einbüßt, leichter friert und die Stimmungslage gereizter wird. Der Organismus kann die Stoffwechselleistung einfach senken. Wenn weniger Nahrung kommt, wird einfach weniger verbraucht. Irgendwann gibt man klein bei und freut sich auf ein vernünftiges Mahl. Schon sind die scheinbar verloren geglaubten Pfunde wieder da. Was bleibt, ist Frust! Warum? Weil der Organismus nicht auf den Energieverbrauch aus den Fettdepots umgeschaltet hatte.

Bei unseren Stoffwechselmessungen haben wir häufig bei Klienten einen Kalorienumsatz von beispielsweise 2000 Kalorien in Ruhe etwa zwei Stunden nach dem Frühstück gemessen. Nachdem derjenige über den Tag nichts mehr an Nahrung zu sich nahm, fiel der Kalorienbedarf gegen Abend auf etwa 1200 Kalorien ab. Dies lässt sich über den Flow des Atems, einer Zusammensetzung von Atemzügen pro Minute und des Atemvolumens messen. Wenn der Organismus den Verbrauch so schnell reduziert, wird klar, dass ein weniger an Nahrung nur sehr bedingt tauglich ist für den Abnehmprozess. Es wird unterschätzt, wie variabel der Körper auf die Menge der zugeführten Nahrung reagiert. Der Organismus bewahrt lieber die Fettreserven und verringert Substanzen wie etwa die Muskulatur, um lange einer etwaigen Notlage trotzen zu können. Dieser jahrtausende alte Überlebenscode hat die Menschheit durch viele Hungerkatastrophen geführt. Kalorienreduzierte Ernährung führt nach unseren Untersuchungen nicht unbedingt zur Energiegewinnung aus den Fettdepots und kann sogar bei längerer Dauer die Stoffwechselfunktion stören.

In der bereits beschriebenen China Study schreiben die Autoren, in dem Kapitel „Die China Study hat ein gewichtiges Wort mitzureden":

*Was die Gewichtsabnahme angeht, gibt es einige überraschende Ergebnisse aus der China Study, die Aufschluss über die Schlankheitsdebatte gibt. Als wir mit der China Study begannen, dachte ich, dass China das gegenteilige Problem hätte wie die USA. Ich hatte gehört, dass China sich nicht selbst ernähren könnte, dass es für Hungersnöte anfällig wäre, und dass es nicht genug Essen gäbe, sodass die Menschen ihre volle Körpergröße nicht erreichen könnten. Es würde ganz einfach nicht genügend Kalorien für alle geben. Obgleich China in den letzten 50 Jahren sehr wohl Ernährungsprobleme hatte, stellte sich schon bald heraus, dass diese Vorstellungen über die Kalorienaufnahme völlig falsch waren.*

*Wir wollten den Kalorienkonsum in China und Amerika vergleichen, doch da war ein Haken: Chinesen sind körperlich viel aktiver als Amerikaner, besonders in ländlichen Regionen, wo körperliche Arbeit die Regel darstellt. Einen überaus aktiven Arbeiter mit einem durchschnittlichen Amerikaner zu vergleichen, würde zu irreführenden Ergebnissen führen. Es wäre wie der Vergleich zwischen der aufgenommenen Energiemenge eines körperlich hart arbeitenden Menschen und der aufgenommenen Energiemenge eines Buchhalters. Der enorme Unterschied in der Kalorienaufnahme, der sicherlich zwischen den beiden Personen besteht, würde nichts von Wert beweisen, sondern uns nur bestätigen, dass der Arbeiter körperlich aktiver ist.*

*Um dieses Problem zu umgehen, teilten wir die chinesischen Studienteilnehmer in fünf Gruppen nach dem jeweiligen Grad ihrer körperlichen Aktivität ein. Nachdem wir die Kalorienaufnahme der am wenigsten aktiven Chinesen – der Entsprechung zu Büroangestellten – herausgefunden hatten, verglichen wir deren Kalorienaufnahme mit der des durchschnittlichen Amerikaners. Was wir entdeckten, war erstaunlich.*

*Die durchschnittliche Kalorienaufnahme pro Kilogramm des Körpergewichts war 30 Prozent höher unter den am wenigsten aktiven Chinesen als bei den durchschnittlichen Amerikanern. Und trotzdem war ihr Körpergewicht um 20 Prozent geringer.*

*Wie kann es sein, dass sogar der am wenigsten körperlich aktive Chinese mehr Kalorien aufnimmt und dennoch keine Gewichtsprobleme hat? Was ist deren Geheimnis?*

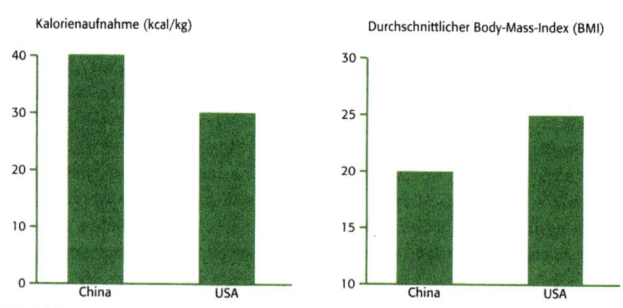

**Abb. 1.4.6:**
Kalorienaufnahme (kcal/kg) und Körpergewicht

In der Studie hatte sich aber bereits herausgestellt, dass es keine großen genetischen Unterschiede beim Zulegen von Übergewicht gibt. Auch die Chinesen können schnell an Körpergewicht hinzugewinnen, wenn sie ihr gewohntes Ernährungsverhalten verändern und sich der industriellen Ernährung, nach westlichem Vorbild, zuwenden.

Abnehmen, und damit verbunden Gesundheit, ist ganz offensichtlich nicht eine Frage der Energiebilanz. Scheinbar sind die

Art und die Qualität der Ernährung der entscheidende Unterschied. In China stellen Gemüse und Hülsenfrüchte und wenig Fleisch die ursprüngliche Ernährungsform.

## Der Glykämische Index

Das einfache Betrachten der Energiebilanz zwischen verbrauchten und zugeführten Kalorien stellte deshalb auch in der Wissenschaft eine wenig zufriedenstellende Lösung zur Bekämpfung des Übergewichtes dar. Auch dem Verständnis des menschlichen Stoffwechsels kam man wenig näher. So schienen die Abläufe in der Zelle deutlich komplexer zu sein, als diese mit einer einfachen Energiebilanztheorie zu erklären gewesen wären. Kein Wunder, dass sich Raum für neue Theorien auftat. Wesentlich weiter ging dann die Bestimmung des Glykämischen Index, erfunden von Michel Montignac[4]. In Wikipedia wird folgendes über ihn geschrieben:

*Michel Montignac war ein übergewichtiges Kind, was sein Vater auch war. Nach dem Studium der Politikwissenschaft begann 1968 sein beruflicher Werdegang im Personalbereich eines international tätigen Pharmaunternehmens, dessen europäischer Direktor er schließlich wurde.*

*Am Anfang der 80er Jahre entscheidet er sich, Ernährungsforschung zu betreiben um sein Übergewichtsproblem mithilfe wissenschaftlicher Informationsquellen zu lösen, besonders aus solchen, die Stoffwechselkrankheiten, die Ernährung und die Zuckerkrankheit behandeln. Er war sehr überrascht über die von Crapo, einem Zuckerkrankheitsforscher der Stanford Universität in Kalifornien, publizierten Studien aus den Jahren 1976, 1977 und 1981. Diese Studien zeigten, dass Kohlenhydrate nicht austauschbar waren. Sie wiesen darauf hin, dass bei einem identi-*

---

[4] http://de.wikipedia.org/wiki/Michel_Montignac

*schen Kohlenhydratgehalt, die Erhöhung des Blutzuckergehalts nach dem Essen unterschiedlich und sogar sehr unterschiedlich von einem Kohlenhydrat zum anderen waren, unabhängig davon ob das Kohlenhydrat einfach oder komplex ist. Crapo schlug also vor, dass eine hauptsächlich von Kohlenhydraten zusammengesetzte Diät, die einen schwachen Blutzucker induzieren würde, einen therapeutischen Wert in der Kontrolle des Blutzuckers des Diabetikers haben könnte.*

*Nachdem Michel Montignac seine Hypothese an sich selbst getestet hatte, validierte er seine neuen Ernährungsprinzipen an 150 Leuten. Er behauptet, dass alle an Gewicht verloren haben.*

*Michel Montignac, der nur übergewichtig aber kein Diabetiker war, kam auf die Idee, diese Diät an sich selbst zu testen, nachdem er feststellte, dass 85 % der Diabetiker auch übergewichtig sind. Er verlor auf diese Weise mehr als 15 Kilo binnen drei Monaten, ohne irgend welche Kalorieneinschränkung. Die guten Resultate ermunterten ihn, seine Forschungen aktiv in diese Richtung zu entwickeln.*

*Er entdeckte somit, dass Jenkins, ein kanadischer Forscher, gemeinsam mit Crapos Arbeit versuchte, den Blutzuckerwert jedes Kohlenhydrates gegenüber einem relativen Standardwert auf eine Skala zu bringen, dem der Wert 100 für Glukose zugeordnet war. Auf diese Art wurde jedem Kohlenhydrat sein eigener glykämischer Index (GI) zugewiesen.*

*Am Anfang der 1980er Jahre hat Michel Montignac die ersten Schritte seiner Abmagerungsmethode entworfen: er sei der Erste, der das Konzept des glykämischen Index (GI) in die Abmagerung einsetzen würde. Er wird auf diese Art also nachweisen können, dass es möglich ist, hauptsächlich durch die Auswahl der Kohlenhydrate beim Essen abzunehmen (im Gegensatz zu den kalorienarmen Diäten, deren Einschränkung als Basis dient).*

*Das Konzept des glykämischen Index (GI) ist zum Modethema in der Abmagerung geworden, was zur Publikation von Büchern und Artikeln über dieses Thema durch andere Autoren führte. Michel Montignac starb am 22. August 2010 im Alter von 66 Jahren.*

Der GI zeigte, dass der menschliche Organismus doch wesentlich komplexer ist und körpereigene Abläufe und Stoffe wie Hormone einen entscheidenden Einfluss haben. Aber ist nun der Glykämische Index und damit verbunden der Anstieg des Blutzuckers der goldene Schlüssel zur Gewichtsabnahme und schlanken Figur?

Werfen wir hierzu wieder einen Blick in Wikipedia und schauen, wie dort der Glykämische Index[5] definiert wird:

*Der Glykämische Index ist ein Maß zur Bestimmung der Wirkung eines kohlenhydrathaltigen Lebensmittels auf den Blutzuckerspiegel. Teilweise wird dafür auch die Bezeichnung Glyx verwendet oder die Abkürzung GI. Je höher der Wert ist, desto höher steigt der Blutzuckerspiegel an. Der Begriff des Glykämischen Index wurde in den 1980er Jahren im Rahmen der Diabetes-Forschung eingeführt. So stellte man fest, dass etwa Weißbrot den Blutzucker nach dem Verzehr stärker ansteigen lässt als Haushaltszucker. Der Unterschied ließ sich aber nicht durch die Struktur der Kohlenhydrate (also komplexes oder kleines Molekül) erklären.*

Ferner wird beschrieben:

*Mittlerweile gibt es mehrere Diäten, die dem GI Bedeutung beimessen, zum Beispiel die Montignac-Methode, die Glyx-Diät und die Logi-Methode. Neuere Forschungsergebnisse haben aber gezeigt, dass der glykämische Index z.B. nur eine untergeordnete Rolle bei der Gewichtszunahme spielt und individuell sehr variabel ist. Der Glykämische Index gibt in Zahlen die blutzuckersteigernde Wirkung der Kohlenhydrate bzw. der Lebensmittel an. Die blutzuckersteigernde Wirkung von Traubenzucker dient als Referenzwert (100). Dabei wird von einer Testperson so viel Traubenzucker bzw. so viel des zu testenden Lebensmittels gegessen, dass jeweils 100 g Kohlenhydrate in der verzehrten Portion enthalten sind.*

---

[5] http://de.wikipedia.org/wiki/Glykämischer_Index

Beim Glykämischen Index wird nun erstmals der hormonelle Faktor für den Abnehm- und Stoffwechselprozess berücksichtigt. Man ging davon aus, dass das Hormon Insulin, das nach einem Anstieg des Blutzuckerspiegels ausgeschüttet wird, verantwortlich dafür ist, dass es zu keinerlei Fettverbrennung in der Zelle mehr kommt, da der Körper vorrangig Blutzucker zur Energiegewinnung einsetzt. Diese Erkenntnisse waren die Ursache für das Wachsen eines gigantischen kohlenhydratreduzierten (Low-Carb) Marktes. Man zog die Schlussfolgerung, die Kohlenhydrate als größten Zuckerlieferanten bei der Nahrungsaufnahme am besten weg zu lassen oder zumindest zu reduzieren. Auch hier haben zahlreiche Hersteller Pülverchen, Mixturen und ganze Nahrungspakete auf den Markt gebracht. Bei Wikipedia[6] ist folgende Kritik nachzulesen, die im Folgenden wieder wörtlich zitiert wird:

*Der Glyx wurde zu Forschungszwecken als Laborparameter entwickelt und ist für die alltägliche Ernährung wenig praxisgerecht. Er beschreibt nämlich die Blutzuckerreaktion auf die Zufuhr von 100 g Kohlenhydraten, die über ein bestimmtes Lebensmittel zugeführt werden, und nicht die Reaktion auf 100 g Lebensmittel. Beispiel: Der Glyx von gekochten Möhren (Karotten) liegt bei 70 (neuere Untersuchungen geben einen geringeren Wert an). Da Möhren sehr kohlenhydratarm sind, müssten rund 800 Gramm Möhren gegessen werden, um so 50 g KH zuzuführen. Anders bei kohlenhydratreichen Nahrungsmitteln: Baguettebrot hat ebenfalls einen Glyx von 70, 100 Gramm davon liefern aber 48 Gramm Kohlenhydrate. Es genügen daher 104 g Baguettebrot, um die gewünschte Menge von 50 g KH zuzuführen. Bezogen auf den GI von 70 lautet die wissenschaftliche Aussage demnach: Die Aufnahme von 104 g Baguettebrot führt zu demselben Blutzuckeranstieg wie die Aufnahme von 800 g Möhren.*

---

[6] http://de.wikipedia.org/wiki/Glyk%C3%A4mischer_Index

*Eine Adaptation des Glyx stellt die so genannte Glykämische Last*
*(GL) dar. Unter Berücksichtigung der Kohlenhydratmenge ergibt*
*sich aus dem GI die sogenannte Glykämische Last. Sie berück-*
*sichtigt zum jeweiligen GI-Wert auch die Kohlenhydratdichte der*
*einzelnen Lebensmittel.*
*Darüber hinaus hängt die tatsächliche Blutzuckerreaktion stark*
*davon ab, welche Lebensmittel bei einer Mahlzeit zusammen ver-*
*zehrt wurden. Die GI-Werte der einzelnen Lebensmittel dürfen*
*nicht einfach addiert werden, das führt zu falschen Ergebnissen.*
*Außerdem gibt es starke individuelle Schwankungen, so wird in*
*Wikipedia weiter ausgeführt: das gleiche Lebensmittel verursacht*
*bei verschiedenen Personen nicht denselben Anstieg des Blutzu-*
*ckerspiegels. Selbst bei derselben Person sind in Studien schon un-*
*terschiedliche Werte gemessen worden.*

Natürlich ist an den gewonnenen Erkenntnissen über den Glykämischen Index einiges dran, doch wer schon einmal versucht
hat, sich fast ausschließlich ohne Kohlenhydrate zu ernähren,
wird bemerken, dass dies zu unangenehmen Reaktionen im
Körper und zu Energieverlust führt. Diese Ernährungsform ist
auf Dauer nur sehr schwer durchführbar.

Ziel dabei ist es, eine sogenannte Ketose herbeizuführen. Bei
der Ketose passiert folgendes:

Der Körper nutzt aufgenommene Kohlenhydrate, um sie in
Energie (Glucoseverbrennung) zu verwandeln. Werden durch
die Nahrung aber keine Kohlenhydrate zugeführt, so stellt der
Körper den Stoffwechsel auf Fettverwertung um. Dabei werden Fettsäuren in der Leber als Glukose-Ersatz in sogenannte
Ketonkörper verwandelt. Ketone entstehen grundsätzlich bei
jedem Fastenprozess, sobald der Körper auf Hungerstoffwech-
sel umschaltet. Eine erhöhte Konzentration wird als Ketose
bezeichnet, erkennbar an deutlichem Mundgeruch als Folge
des Stoffwechselproduktes Aceton. Vermehrte Ketonkörper im
Blut sollen appetithemmend wirken. Abgeleitet vom Wort Ketose nennt man die Anhänger dieser Ernährung auch Ketarier.

# Der Eiweiß-Stoffwechsel

In den 70er Jahren wurde die kalorienreduzierte Nahrung und damit die Empfehlung, fettreduziert zu essen, favorisiert. Ende der 80er und Anfang der 90er Jahre wurden die Kohlenhydrate als die eigentlichen Dickmacher ausgemacht. Mit beiden Philosophien konnte die Nahrungsmittelindustrie gutes Geld verdienen und jede Menge Produkte und Marketingstrategien entwickeln. Nur eines wurde dadurch nicht aufgehalten: Die stetige Zunahme von Übergewicht in der Bevölkerung verbunden mit einem starken Anstieg von Stoffwechselerkrankungen. Da bekanntlich über die Nahrung zur Energiegewinnung hauptsächlich die drei Bausteine Fett, Kohlenhydrate und Eiweiß eingesetzt werden, war es naheliegend, dass nach den mäßigen Erfolgen von Fett und Kohlenhydraten nun das Eiweiß als das Geheimnis für den Abnehmprozess und eine gute Figur auserkoren wurde.

Die Wiege dieser Entwicklung stand, wie so oft, in Amerika. Mitte der 70er Jahre sorgte die Bodybuildingszene für Aufmerksamkeit. Auf Fotos und Plakaten wurden Menschen abgebildet, die mit großartiger Muskelpracht ausgestattet waren. Der sehnliche Wunsch des Menschen nach dem perfekten Körper und einer damit verbundenen heroisierten Anerkennung, schien in greifbare Nähe gerückt zu sein. Durch Training und Ernährung konnte scheinbar der Körper genau so geformt werden, wie man sich diesen erträumt. Superstars wie Arnold Schwarzenegger wurden zum Vorbild, und eine Bewegung, die schon bald den Globus umfassen sollte, war geboren. Einer der Anfänge lag in der Athletenschmiede von Arthur Jones in Florida. Er erkannte als einer der Ersten, wie wichtig eine starke Muskulatur für die Gesundheit ist und entdeckte, dass sich der Muskel durch Widerstand stärken lässt. Er baute Trainingsgeräte und experimentierte mit verschiedenen Trainingskonzepten. Die Erfolge waren phänomenal. Die Leute strömten zu ihm, um sich den Traum des perfekten Körpers zu verwirklichen.

Es kursiert eine Geschichte, dass ein Olympiasieger im Gewichtheben die Trainingsstätte besuchte, um sich von den phänomenalen Erfolgen der Trainierenden selbst zu überzeugen. Er wollte dort auch trainieren. Neben ihm legte ein anderer Trainingsteilnehmer zum Aufwärmen bereits so viel Gewicht auf die Stangen, wie dieser zu seinem Olympiasieg benötigte, und bewegte sie mühelos. Daraufhin packte der Olympiasieger sofort zusammen und verließ fluchtartig die Trainingsstätte.

Was auch immer an der Geschichte stimmt, es ist unbestritten: Diese Erfahrungen waren für den Wunsch nach einer guten Figur und Gewichtsreduktion beeindruckend. Zwei Brüder trainierten ebenfalls bei Arthur Jones und sollten sich in der Zukunft als besonders geschäftstüchtig erweisen. Es handelte sich um Jo und Ben Weider. Sie hatten die Idee, spezielle Nahrungsmittel für die Bodybuildingszene zu entwickeln. Weil die Muskulatur hauptsächlich auf dem Baustein Eiweiß (Protein) aufgebaut ist, entstand die Idee, Eiweiß in Form von Nahrungsergänzungsmitteln zu substituieren. Verbunden mit der Marketingstrategie, dass die Aufnahme von mehr Eiweiß zu mehr Muskelwachstum führt, war der Geschäftserfolg phänomenal. Mit der Entwicklung weiterer Produkte entstand schon nach kurzer Zeit ein Großkonzern. Die Erfolge entgingen auch der geschäftstüchtigen Konkurrenz nicht, sodass sich schon bald ein Milliardenmarkt mit Eiweißprodukten entwickelte. Das Angebot war für den Normalverbraucher zu verlockend. Der Traum von der guten Figur und dem schlanken Körper konnte unter Umständen durch die Einnahme bestimmter Shakes und Nahrungsergänzungsprodukte verwirklicht werden.

Gestärkt wurde dieser Trend auch von der Fleisch- und Geflügelindustrie. Wenn Eiweiß der glücksbringende Baustoff in der Nahrung ist, dann würde dies den Absatz von eiweißhaltigen Fleischprodukten nur fördern.

Aber wieder stellt sich die Frage: In wie weit entsprechen die Botschaften der Marketingstrategen der Wahrheit und wie lässt sich dies mit dem biochemischen Ablauf im Organismus vereinbaren?

Der Facharzt Dr. Kurt A. Moosburger[7], Sportarzt für Innere Medizin und Insider im Kraftdreikampf, schrieb dazu in einem Artikel, veröffentlicht über die Universität Innsbruck, Institut für Biostatistik und Dokumentation, Folgendes:

*Im Sport, speziell im Bodybuilding, haben sich einige Ansichten betreffend Stoffwechsel und Ernährung etabliert, die weder physiologisch nachvollziehbar noch empirisch belegbar sind. Im Bodybuilding, einer Sportart, die auf Optik und Funktionalität abzielt, spielt der Muskelaufbau mit nachfolgender Definition die entscheidende Rolle. Darüber hinaus ist die Furcht vor einem Muskelmasseverlust ständig gegenwärtig. Die Befürchtung einer Mangelversorgung mit Protein führte einerseits zu der Überzeugung, man benötige für eine Muskelhypertrophie (Muskelwachstum) drei bis vier Gramm Eiweiß pro Kilogramm Körpergewicht (eine so hohe Proteinzufuhr ist sogar kontraproduktiv, da sie eine leistungsmindernde Hyperammonämie induziert). Es besteht ein Mythos im Glauben, man müsse alle zwei bis drei Stunden Eiweiß bzw. entsprechende Nahrung zuführen, um einen Engpass in der muskulären Versorgung zu vermeiden und somit einen Muskelabbau zu verhindern. Dazu passen noch die weiteren Mythen, der Organismus könne nur ca. 30 g Eiweiß pro Mahlzeit verdauen oder der Körper würde mit dem muskulären Proteinabbau beginnen, wenn nicht spätestens 30 Minuten nach dem Training Eiweiß (und Kohlenhydrate) konsumiert würden.*

Dr. Kurt Moosburger führt weiter aus:

*Um es vorweg zu nehmen – der intramuskuläre Aminosäurepool wird auch bei konventioneller Ernährung nie leer! Um den Proteinstoffwechsel zu verstehen, bedarf es gewisser Basiskenntnisse:*

---

[7] Moosburger... Der Proteinstoffwechsel

*Protein ist Eiweiß, der Baustoff unseres Körpers schlechthin. Die Einzelbausteine eines Proteins nennt man Aminosäuren (AS). Das sind Verbindungen, die zwei charakteristische funktionelle Gruppen besitzen, eine Aminogruppe (NH2) anstelle von Wasserstoff sowie eine Carbonsäuregruppe (COOH). Es sind also Carbonsäuren mit einer Aminogruppe. Es gibt 20 AS, von denen acht essenziell sind. Das bedeutet, dass diese unentbehrlichen AS, die nicht durch körpereigene Biosynthese erzeugt werden können, mit der Nahrung aufgenommen werden müssen. Obwohl nur 20 AS am Aufbau der Körperproteine beteiligt sind, unterscheiden sich die Proteine von Mensch zu Mensch und sogar von Organ zu Organ. Die Kombinationsmöglichkeiten der AS ergibt eine utopisch hohe Zahl von 24 x 1018. Funktionell unterscheidet man die glukoplastischen AS, die in Glukose (Zucker) umgewandelt werden können, von den ketoplastischen AS, die in Ketonkörper (Fettsäure) umwandelbar sind. Nach Aspekten der Biosynthese unterscheidet man die essenziellen von den nicht-essenziellen Aminosäuren. Die Proteinverdauung beginnt im sauren Milieu des Magens. Die im Magensaft inaktiven Enzymvorstufen (Pepsinogene) werden unter Einwirkung der Salzsäure bei einem PH von 2 bis 4 in das aktive Verdauungsenzym Pepsin umgewandelt. Der Eiweiß- – teilverdaute – Speisebrei wird aus dem Magen, der als Reservoir dient, in regelmäßigen Abständen portionsweise in den Dünndarm weitergeleitet, wo die Verdauung durch die alkalischen Enzyme der Bauchspeicheldrüse vervollständigt wird, indem die im Magen entstandenen Poly- und Oligosaccharide durch die Enzyme Trepsin und Chymotrypsin weiter aufgespalten und schließlich die aufgeschlüsselten Nährstoffe in Form von freien Aminosäuren, Di- und Tripeptiden resorbiert werden. Damit befinden sich die Aminosäuren im Blutkreislauf. Dieser Vorgang ist nach ca. drei Stunden zu ca. 75 Prozent abgeschlossen. Auch wenn der Großteil der Verdauungs- und Resorptionsarbeit von Proteinen nur drei Stunden dauert, heißt das nicht, dass man als Sportler alle drei Stunden Protein zuführen muss, denn es besteht trotzdem* immer ein gleichmäßiger Blutspiegel an AS, der die Versorgung der Muskulatur gewährleistet und somit den AS-Pool nie „leer" werden lässt. Abgesehen davon finden Verdauung, Resorption und Verwertung der Nahrung praktisch rund um die Uhr statt, auch bei konventioneller Ernährung: Der Mensch ist ein postbrandiales Wesen (post = nach, brandial = das Essen betreffend bzw. während der Mahlzeit) und eigentlich nie wirklich nüchtern! Auch die übliche Nachtruhe ist zu kurz, um ein „Aushungern" des Organismus zu bewirken. Unter normalen physiologischen Bedingungen wird Muskeleiweiß nicht zur Energiegewinnung herangezogen. Mit anderen Worten, die Befürchtung vieler Athleten, ihre aufgebaute Muskelmasse wieder zu „verlieren", wenn sie nicht eine bestimmte Ernährung befolgen, ist unbegründet. Im Gegenteil, gerade in der Zeit zwischen den Trainingseinheiten, also in der Regenerationsphase, erfolgt die Superkompensation, sprich, nicht nur die Kompensation der bei intensivem Training bedingten vorrübergehenden katabolen Stoffwechselsituation, sondern eine anabole Reaktion sogar darüber hinaus als physiologische Adaption auf den gesetzten Trainingsreiz. Für eine Muskelhypotrophie (Wachstum) ist in erster Linie das Setzen effektiver Trainingsreize entscheidend, die Ernährung hat nur unterstützende Wirkung. Somit darf ihre Bedeutung nicht überbewertet werden, was erfahrungsgemäß im Bodybuilding der Fall ist.

## Homöostase der Aminosäuren und Transport zwischen den Organen

Das Blut transportiert die AS zwischen den einzelnen Organen. Dabei wird der unregelmäßige, stoßartige AS-Zustrom nach der Nahrungsaufnahme durch Regulationsmechanismen ausgeglichen, so dass immer ein gleichmäßiger Blutspiegel an AS resultiert. Das Zentrum für diese Regulation ist die Leber, die Schwankungen der AS-Konzentration im Blut mittels Abbau und Umbau von AS sowie durch Proteinsynthese ausgleicht. Der Proteinstoffwechsel wird durch die aktuelle Verfügbarkeit von AS und durch hormo-

*nelle Regelkreise geregelt. Das Muster von AS im Blut zeigt keine Proportionalität zum AS-Muster der Nahrungsproteine und Gewebeproteine, das hängt mit Unterschieden im Stoffwechsel und im Transport der einzelnen AS zusammen.*

## Die Regulation des Proteinstoffwechsels

*Der Proteinstoffwechsel reguliert die Proteinmengen der verschiedenen Körperkompartimenten:*

*a. Die aufgenommenen Aminosäuren werden dem Aminosäure-Pool zugeführt und zum Teil für den Neuaufbau körpereigener Proteine verwendet. Ein Teil der Aminosäuren im AS-Pool stammt aus dem katabolen Stoffwechsel der Gewebeproteine, auch diese AS können für die Protein-Neusynthese verwendet werden.*

*b. Ein Teil der AS im AS-Pool unterliegt dem katabolen Stoffwechsel. Nach Desaminierung wird das Kohlenstoff (C)-Gerüst letztendlich zu $CO_2$ und $H_2O$ unter Freisetzug von Energie oxidiert oder durch Umwandlung als Glykogen oder Fett gespeichert. Aus dem AS-Stickstoff entsteht Harnstoff.*

*c. Einige AS werden für die Synthese verschiedener stickstoffhaltiger Verbindungen herangezogen, wie Kreatin und Purinbasen. Deren typische stickstoffhaltige Ausscheidungsprodukte sind Kreatinin und Harnsäure. Weiteres können durch Übertragung von Aminogruppen anderer AS auf ein im Intermediär-Stoffwechsel gebildetes C-Gerüst nicht essenzielle Aminosäuren hergestellt werden.*

In die gleiche Richtung argumentiert auch der Mediziner Klaus Richter vom Bundesinstitut für Risikobewertung (BfR) in Berlin. Er ist Mitglied der Fachgruppe Ernährungsrisiken, Allergien und Neuartige Lebensmittel. So berichtet er in einem vielfach veröffentlichten Artikel (dapd) unter dem Titel „Abnehmen mit Aminosäure: Wunsch oder Wirklichkeit?":

Es gibt zwar die Mär, dass die zusätzliche Zufuhr isolierter Aminosäuren die Fettverbrennung steigert und die Muskeln wachsen lässt, aber es gibt keine Studie, die das belegen würde. Als Mittel zum Abnehmen taugen die Nahrungsergänzungsmittel nicht. Aminosäuren sind essentielle Bestandteile des menschlichen Körpers. Sie sind wichtig für den Stoffwechsel, den Proteinhaushalt und den Muskel- und Gewebeaufbau. „Unentbehrliche Aminosäuren müssen wir über die Nahrung aufnehmen", sagt Richter. Aber auch die Aminosäuren, die der Körper selbst produzieren kann, sind für ein gesundes Wachstum und Proteingleichgewicht dem Körper zuzuführen." In Fleisch, Eiern, Milch, Fisch oder Brot sind die Proteine enthalten. Wer sich ausgewogen ernährt, ist reichlich damit versorgt.

Die Nationale Verzehrstudie 2 des Max Rubner-Instituts für Ernährung und Lebensmittel belegt sogar, dass die Deutschen mit Proteinen eher überversorgt sind. „Es bringt also nichts, noch mehr über Nahrungsergänzungsmittel zuzuführen", sagt Richter. Wer abnehmen möchte, brauche sich keine Nahrungsergänzungsmittel zu kaufen, das sei rausgeworfenes Geld.

Über mögliche Nebenwirkungen isolierter Aminosäuren gebe es außerdem noch Wissenslücken. Bei niedriger Dosierung und kurzzeitiger Anwendung dürften Schäden zwar nicht zu erwarten sein, vermutet der Mediziner, warnt aber vor Nierenstörungen bei einer zu hohen Proteinzufuhr.

Da ist natürlich der Aufschrei der Nahrungsergänzungsindustrie groß. Fassen wir die Aussagen von Dr. Kurt Moosburger und Dr. Klaus Richter an dieser Stelle noch einmal zusammen. Es spielt für den Muskelaufbau und die Leistungsfähigkeit eine untergeordnete Rolle, wie viel Protein wir zu uns nehmen. Denn es gibt keine direkte Verbindung zwischen den Aminosäuren, die sich in Blut und Muskelzellen befinden und den Aminosäuren, die über die Nahrung und aus den Proteinen aufgespalten wurden. Ein interner AS-Pool versorgt die Zellen mit AS, unabhängig von der Nahrungsaufnahme. Ein Zuviel an aufgenommenen Proteinen wird entweder in Zucker oder in Fett zur Einlagerung in die Depots umgebaut..

Es ist sogar so, dass ein zu hoher Konsum von Eiweiß zur Hyperammonämie führen kann. Was bedeutet das?

Ammoniak fällt prinzipiell immer beim Abbau stickstoffhaltiger Verbindungen (Proteine, Aminosäuren) an. Freier Ammoniak ist jedoch ausgesprochen toxisch. Aus diesem Grund geben alle Gewebe Ammoniak praktisch nur in chemischer Form ins Blut ab. Damit der frei gewordene Ammoniak, aus dem Abbau der Proteine, keine toxischen Schäden anrichtet, wird dieser unverzüglich an die Leber zur Entgiftung transportiert. Die Leber nimmt den freien Ammoniak sowie auch fixierte Formen davon rasch auf. Über die Synthese von Harnstoff wird diese dem Harnstoffzyklus zugeführt und über die Nieren ausgeschieden. Die Folge sind Müdigkeit und Antriebslosigkeit. Im Laufe der Zeit können schwere Leber- oder Nierenschädigungen und Störungen im Harnstoffzyklus eintreten. Welche zusätzlichen Wirkungen der Abbau stickstoffhaltiger Verbindungen im Blut hat, werden Sie an einer späteren Stelle des Buches noch erfahren.

Dass Muskelaufbau und Kraft nicht unbedingt mit der Aufnahme von tierischem Eiweiß verbunden sind, behauptet auch der stärkste Mann Deutschlands im Jahr 2011, Patrick Baboumian (Sieg Strongman-Meisterschaften 2011). Er wurde auch 2012 Europameister im Powerlifting und isst kein Fleisch. Ursprünglich entschied er sich, sechs Jahre zuvor Vegetarier zu werden, weil ihm die Tiere leid taten, die für die Nahrungsherstellung herhalten müssen. Seit 2011 lebt er sogar als Veganer. Was zunächst aus ethischen Gründen begann, führte bei ihm zu einer enormen Leistungssteigerung. Sein Motto lautet: Die stärksten Tiere sind Pflanzenfresser, Gorillas, Büffel, Elefanten und ich. In der Zeitschrift Medicalsports Network 04.12 (MN) gab er hierzu ein Interview, das wir uns in Auszügen anschauen:

*MN: Eiweiß spielt in der Ernährung bei Kraftsportlern eine wichtige Rolle. Ist der gesteigerte Proteinbedarf vegan überhaupt zu erreichen. Oder müssen Sie irgendwelche Einschränkungen akzeptieren?*

*PB: Mein Proteinbedarf lässt sich problemlos über pflanzliche Quellen, wie zum Beispiel Hülsenfrüchte, Nüsse, Produkte aus Soja und Tofu decken. Eine rein pflanzliche Ernährung bietet eine Reihe von Vorteilen gegenüber der gemeinen Mischkost. Sie ist für den Körper leichter aufzuschlüsseln, und bei ihrer Verstoffwechslung treten weniger belastende Nebenprodukte auf. Da viele tierische Proteinquellen den Säure-Basen-Haushalt negativ beeinflussen, ist auch hier eine rein pflanzliche Kost überlegen.*

*MN: Was sagen denn die Ärzte dazu, dass der stärkste Mann Deutschlands Veganer ist? Gab es medizinische Bedenken?*

*PB: Meine Ärztin war zunächst etwas besorgt und hat daher regelmäßig meine Blutwerte kontrolliert. Sie musste aber feststellen, dass es zu keinerlei Auffälligkeiten gekommen war, bis auf die Tatsache, dass mein chronischer Eisenmangel, den ich als Vegetarier noch hatte und der höchstwahrscheinlich auf den Genuss von Milchprodukten zurückzuführen war, heute verschwunden ist. Das ist bemerkenswert, da ich Eisen nicht einmal supplementiere.*

Auch Arthur Jones sprach sich damals in mehreren veröffentlichten Artikeln gegen die von Jo und Ben Weider propagierte Eiweißsupplementierung aus. Seine tägliche Erfahrung zeigte ihm, dass Kraftzuwachs durch das gezielte Training an den Geräten erreicht wurde. Einen Zusammenhang mit einer speziellen Form der Ernährung konnte er nicht feststellen. Trotzdem schwören besonders viele Bodybuilder und Kraftsportler auf eine eiweißhaltige Ernährung. Sie begründen dies meist mit persönlicher Erfahrung. In der Regel ist es jedoch so, dass der Mythos der eiweißreichen Nahrung für den Muskelaufbau so weit verbreitet ist, dass alle diejenigen, die mit dem Kraftsport beginnen, auch sofort auf eine eiweißreichere Kost umsteigen. Der Kraftzuwachs, der durch das Training erfolgt, wird folglich auch auf die Ernährungsumstellung zurück geführt. Dass derselbe Kraftzuwachs auch mit einer klassischen Mischkost erreicht worden wäre, wird dabei häufig übersehen. Eigentlich wird sogar das Gegenteil erreicht, wie das Beispiel Patrick Baboumian zeigt.

## Sind alle Ernährungsempfehlungen Unsinn?

Natürlich könnte man jetzt zu der Auffassung gelangen, dass egal welche Ernährungsform oder welche Schwerpunkte gesetzt werden, die Art der Ernährung immer die falsche ist. Gibt es dann überhaupt eine Chance, sich so zu ernähren, dass langfristig Körperfett abgebaut werden kann und sich gesundheitliche Vorteile einstellen? Die gibt es! Der entscheidende Ansatz ist, dass die meisten Formen der Ernährungslehre bisher versucht haben, alle Ernährungsbestandteile in mathematischen Formeln und Tabellen zu erfassen. Der menschliche Organismus ist jedoch ein komplexes System, das auf wundersame Weise über eine Schöpfung entstanden ist. Kein Biologe oder Chemiker kann Leben entstehen lassen. Aus einer befruchteten Eizelle entsteht ein Embryo und im Laufe von neun Monaten wird das Wunderwerk eines kleinen menschlichen Wesens geboren. Allein in diesem Prozess gibt es so viele wundervolle Stoffwechselabläufe, die bis heute noch nicht genau erklärt werden können. Um sich die richtige Ernährung nutzbar zu machen und um ohne zu hungern dauerhaft schlank und gesund sein zu können, ist eine Abkehr von tabellarischen Ernährungsverordnungen hin zu der Erkenntnis, dass Ernährung etwas mit „Lebensenergie" zu tun hat, vonnöten. Darin besteht die große Chance.
Wie wir bereits in den vorhergehenden Kapiteln sehen konnten, ist der Körper zu jeder Zeit in der Lage, Stoffe einfach umzubauen. So kann er aus Eiweiß genauso Zucker und Fett

bauen wie umgekehrt. Zusätzlich spielt die hormonelle Situation eine entscheidende Rolle. Jedoch dazu zu einem späteren Zeitpunkt dieses Buches mehr. Doch so viel kann an dieser Stelle schon vorweg genommen werden. Seit Jahrtausenden leben die Menschen in puncto Ernährung in Zyklen; so wurden die Jahreszeiten Frühjahr, Sommer, Herbst und Winter in der Aufnahme der Nahrungsmittel schon aus natürlichen Gründen berücksichtigt. Die Lebensmittel wurden regional und saisonal geerntet und zubereitet und in der Regel frisch gekocht oder über natürliche Verfahren über den Winter eingelagert. In unseren zahlreichen Ernährungscoachings und Messungen haben wir gelernt, dass diese historischen Prozesse sich optimal auf den Stoffwechsel und auf den gewünschten Fettverbrennungsprozess auswirken.

Das ursächliche Problem in unseren Augen ist, dass in der gängigen Ernährungslehre einfach von Eiweiß, Kohlenhydraten und Fetten gesprochen wird. Dabei ist Eiweiß nicht Eiweiß, Kohlenhydrat nicht Kohlenhydrat und Fett nicht gleich Fett. Pflanzliches Eiweiß, welches über die Hülle eines Dinkelkorns aufgenommen wird, hat eine andere Auswirkung auf den Stoffwechsel als tierisches Eiweiß oder gar ein Eiweißshake, der aus getrocknetem Molkepulver unter Hinzugabe von reichlich Süß- und Farbstoffen, Geschmacksstoffen und Chemikalien, damit die Substanz cremig wird, besteht.

Auch ist die Kohlenhydratwertigkeit des Dinkelkorns höher als die in einer Fertigpizza, die in Foodfabriken hergestellt wird und sich aufwändigen Geschmackstests und Verfahren unterziehen muss, damit jede gleich schmeckt, gleich aussieht und mindestens ein Jahr haltbar ist.

Nicht viel anders verhält es sich bei Fetten. Die ungesättigten Fettsäuren, wie sie sich in vielen Körnern und Früchten befinden, sind wichtige und hochwertige Stoffe für den Organismus. Dass die Temperatur bei der Bearbeitung eine Rolle spielt, ist zwar allgemein bekannt, wird aber häufig nicht berücksichtigt. So kann kalt und schonend gepresstes Olivenöl nicht mit dem Öl in der Friteuse, das die Pommes schmackhaft macht, verglichen werden.

Ein erster Schritt, um sich während des Alltags im Fettstoffwechsel zu bewegen, ist, sich mit der Qualität von Eiweiß, Kohlenhydraten und Fetten auseinanderzusetzen. Es ist zwar möglich, die chemische Strukturformel eines Blattes von einem Baum zu analysieren, aber aus der Formel wird noch lange kein lebendes Blatt. Dazu ist kein Wissenschaftler, Chemiker oder Mensch in der Lage. Es fehlt die Essenz „Leben", die aus der Formel einen lebenden Organismus werden lässt Diese Essenz liefert nur die Schöpfung. Dieses gilt es beim Einkauf und der Nahrungszubereitung zu bedenken. Je mehr von dieser Lebensenergie in der verzehrten Nahrung vorhanden ist, umso leichter gelangt man in den Fettstoffwechsel. Durch den Zubereitungs- und Kochvorgang wird dabei die aufgenommene Lebensenergie gesteigert. Es werden alle Sinne angesprochen: Das Tasten, Riechen, Sehen und Schmecken der Produkte.

Einmal hatten wir eine ältere Dame in unserem Ernährungscoaching, die kurz vor unserer Zusammenarbeit erblindete. Sie berichtete uns, dass sie seitdem keinen Appetit mehr hat. Seitdem sie die Nahrungsmittel nicht mehr sehen kann, hat sie keine Lust mehr zu essen. Diese Erfahrung zeigte uns, dass wir in unserer täglichen Arbeit weiter gehen müssen als uns mit Eiweiß, Kohlenhydraten und Fetten auseinander zu setzen. Es müssen über die Nahrung alle Sinne angesprochen werden. Deshalb spielt auch der Einkaufs- und Zubereitungsprozess eine nicht unwichtige Rolle. Dieser ging in den vergangenen Jahren aber zunehmend verloren. Diesen wieder zu entdecken, darin liegt das Geheimnis.

In der Ernährung sollte es keine Verbote geben. Es geht nicht darum, von dem einen mehr oder vom anderen weniger zu essen oder auf irgendwelche Produkte ganz zu verzichten. Vorrangig ist die Bekömmlichkeit. Wie fühle ich mich bei und nach dem Essen. Wenn ich auf etwas Lust verspüre, sollte ich dies auch genießen und so viel davon essen, wie mir gut tut. Wenn Feste anstehen, dürfen diese auch gefeiert werden.

Einzig die Frage, wie viel Leben spendende Energie sich in der Speise befindet, ist ein guter Begleiter, um in den Fettstoffwechsel zu gelangen.

Die Botschaft lautet, wenn Sie schlank bleiben oder werden möchten, kochen Sie so weit als möglich Ihre Gerichte selbst und verwenden Sie dafür so wenig wie möglich vorgefertigte Zutaten. Ich rate Ihnen, Ihr Ernährungsverhalten in ein veraltertes und ein neues Denken einzuteilen. Das „alte Denken" betrachtet Nahrung in Zusammensetzung von Kalorien, Eiweiß, Kohlenhydrate, Fette und Vitamine. Bei dieser Form des Denkens wird Ihnen jedoch das schlank werden immer schwer fallen.

Wenden Sie sich statt dem einem „neuen Denken" zu, bei dem Nahrung als Informationsträger betrachtet wird. Jedes natürliche Nahrungsmittel ist oder war selbst eine Form von Lebewesen. Beim Wachstums und Ernteprozess wurden dabei Informationen gesammelt. Bei einem Tier stecken die Informationen über Aufzucht und Schlachtung in den einzelnen Zellen. Durch das Aufnehmen der Nahrung werden diese Informationen auf den Menschen übertragen und wirken sich im Laufe der Zeit entsprechend aus. Der in diesem Buch bereits erwähnte Dr. Bruce Lipton hat dieses in vielen seiner Forschungsarbeiten nachweisen können.

In unserer täglichen Praxis haben wir den Unterschied immer wieder erleben dürfen. Sobald unsere Klienten ihr Bewusstsein auf das „neue Denken" ausrichteten und verinnerlichten schienen diese scheinbar spielend abzunehmen. Ganz ohne Verzicht und Askese sondern mit Freude. In vielen Gesprächen berichteten uns die Klienten, dass die veränderte Einstellung zum Essen und deren Zubereitung der Schlüssel zu einem schlankeren, gesünderen Körper darstellte. Sie tun sich schwer das zu glauben? Probieren sie es einfach über einen gewissen Zeitraum aus.

## Fettspeicherung

Bei jeglichem Wunsch, Körpergewicht zu verlieren, besser auszusehen, gesünder zu sein oder jünger zu wirken, geht es hauptsächlich darum, Fettzellen zu verringern. Sehen wir uns dazu einfach einmal an, wie eine Fettspeicherung funktioniert. Werfen wir hierzu wieder einen Blick in Wikipedia, was zu dem Thema Fettgewebe[8] ausgesagt wird:

*Das Fettgewebe ist eine an verschiedenen Stellen des Körpers auftretende Form des Bindegewebes, die aus Fettzellen (Adipozyten) aufgebaut ist. Grundsätzliche Aufgabe der Fettzelle ist es, in ihrem Zellleib Fett zu speichern und auch wieder freigeben zu können. Man unterscheidet zwei Formen des Fettgewebes mit unterschiedlichen Funktionen, das weiße und das braune Fettgewebe. Wenn man von Fettgewebe im menschlichen Körper spricht, so ist fast immer das weiße Fettgewebe gemeint, da es sehr viel häufiger als das braune Fettgewebe vorkommt. Dabei erfüllt das weiße Fettgewebe drei verschiedene Funktionen:*

*a. <u>Speicher- oder Depotfett</u>: Lipide sind energiereiche Verbindungen. Durch den hohen Fettanteil des Körpers hat der Mensch Reserven, um bis zu 40 Tage ohne Nahrungszufuhr auszukommen. Je nach Geschlecht und Ernährungszustand kommen wir beim Depotfett auf 10 Prozent des Körpergewichtes beim Sportler und bis zu 50 Prozent beim fettleibigen Menschen. Die Funktion als Depotfett erfüllt vor allem das Fettgewebe in der Unterhaut (Subkutis), hier hauptsächlich die Speckschicht am Bauch und den Gesäßbacken (ausgeprägte Fettdepots),*

---

[8] http://de.wikipedia.org/wiki/Fettgewebe

*und am Bauchfell. Darüber hinaus dient auch das Viszeralfett (das vom Körper in der freien Bauchhöhle eingelagerte Fett) als wichtiger Energiespeicher, auf den der Körper bei Nahrungsmangel zurückgreifen kann.*

b. <u>*Isolierfett:*</u> *Da Fett ein schlechterer Wärmeleiter als andere Gewebe ist, schützt vor allem auch das Fett in der Unterhaut vor zu schnellem Wärmeverlust. In der Unterhaut liegen etwa 65 Prozent des Gesamtfettes vor, der Rest liegt im Bauchraum.*

c. <u>*Baufett:*</u> *Fettgewebe dient an bestimmten Stellen auch als mechanischer Schutz in Form eines druckelastischen Polsters (Fettpolster), so unter der Fußsohle, an Gelenken und Gesäß, sowie als Organlager, so im Nierenlager, bei den Herzkranzgefäßen und unter dem Augapfel. Das Baufett wird im Falle des Nahrungsmangels immer als letzte Reserve mobilisiert, hierher rühren die tiefen, eingefallenen Augen von Menschen bei Hungerkatastrophen.*

*Fettzellen (Adipozyten) nehmen Fettsäuren aus dem Blut auf und synthetisieren mit α-Glycerophosphat (aktiviertes Glycerin) aus ihrem Stoffwechsel (Nebenweg der Glykolyse=Zuckerumbau in Fettsäuren) die Lipide, die in der Zelle gespeichert werden (Lipogenese). Bei Bedarf können die Lipide wieder in ihre Bausteine gespalten (Lipolyse) und an das Blut abgegeben werden, so dass andere Zellen sie zur Energiegewinnung nutzen können. Beide Vorgänge, Lipogenese und Lipolyse, werden unter anderem durch die Hormone Insulin und Adrenalin beeinflusst. Eine Veränderung der gespeicherten Fettmenge geschieht hauptsächlich durch die Vergrößerung der gespeicherten Menge in der einzelnen Zelle. Es können sich aber auch neue Fettzellen aus Stammzellen bilden.*

Nun haben wir erfahren, wie Fettsäuren in der Zelle eingelagert werden. Diese können jedoch zu jeder Zeit wieder gelöst werden. Dazu werden die Fettsäuren zur weiteren Verarbeitung über das Blut in die Mitochondrien, das sind die Kraftwerke der einzelnen Zellen, transportiert. Darin werden die Fettsäuren in Energie umgewandelt. L-Carnitin bricht beim Fettstoffwechsel langkettige Fettsäuren, die beim Fettabbau entstehen, und transportiert sie in die Mitochondrien. Unter Sauerstoffverbrauch wird die sogenannte freigesetzte Energie in ATP[9] bzw. GTP[10] umgesetzt und steht damit dem Körper bzw. der Muskelzelle als Energie zur Verfügung. ATP ist die Abkürzung für Adenosintriphosphat. Es ist jedoch hauptsächlich die universelle Form unmittelbar verfügbarer Energie in jeder Zelle und gleichzeitig ein wichtiger Regulator energieliefernder Prozesse. ATP wird bei Bedarf aus anderen Energiespeichern wie Glykogen (Zucker), Fettsäuren oder Kreatinphosphat gewonnen. Doch hierfür ist ganz entscheidend, dass in der Zelle Sauerstoff für die Energiegewinnung zur Verfügung steht. Nur unter Sauerstoff kann es zu einer Form von Oxidation (Verbrennung) kommen. Dies ist vergleichbar mit einem lodernden Feuer in einem Kamin. Wenn dieser Kamin keinen Zug in Form von Luftstrom und Sauerstoffzufuhr bekommt, wird die Flamme nicht lange brennen. Nur wenn dem Feuer genügend Sauerstoff zur Verfügung steht, kann eine ordentliche Flamme entstehen und entsprechend Energie freigesetzt werden. Damit ist klar, dass für den Fettstoffwechsel Sauerstoff in der Zelle ein ganz wesentlicher Faktor ist.

---

[9] http://de.wikipedia.org/wiki/Adenosintriphosphat
[10] http://de.wikipedia.org/wiki/Guanosintriphosphat

## Was sind Fettsäuren?

Wir haben nun die Erkenntnis, dass zur Auflösung (Verringerung) einer Fettzelle Fettsäuren gelöst und über den Blutkreislauf den einzelnen Zellen zur Verbrennung zugeführt werden müssen. Wenn man sich hierzu die molekulare Struktur einer Fettsäure genauer anschaut, dann kommt man zu einer entscheidenden Erkenntnis. Doch dazu kurz eine Erläuterung: Molekulare Struktur bedeutet, ein Molekül besteht aus mindestens zwei Atomen und ist die kleinste Einheit eines Stoffes (einer chemischen Verbindung). $H_2O$ ist beispielsweise ein Molekül aus zwei Wasserstoffatomen und einem Sauerstoffatom und bildet die kleinste Einheit der Verbindung Wasser. Eine Fettsäure besteht aus einer Carboxygruppe (-COOH) und einer unterschiedlich langen Kohlenwasserstoffkette. Ein Fettsäuremolekül ist also eine Carboxygruppe und eine Kohlenwasserstoffkette.

**Am Beispiel Palmitinsäure (gesättigte Fettsäure)**
$$C_{15}H_{31}COOH \quad + 23\ O_2 \text{ reagiert zu } 16\ CO_2 + 16\ H_2O$$

Wir müssen also für den Verbrennungsprozess – in der Fachsprache wird dies Oxidation genannt – 23 Sauerstoffmoleküle hinzufügen, damit die Fettsäure (Palmitinsäure) vollständig in Wasser und Kohlendioxid ($CO_2$) aufgelöst wird. Dies wäre – wie am Anfang des Buches bereits beschrieben – der Abfallstoff, der aus der Verbrennung resultiert. $CO_2$, Kohlendioxid, würde über den Blutkreislauf der Atmung zugeführt und abgeatmet, was über e-scan messbar ist, und die Flüssigkeit $H_2O$ über den Urin ausgeschieden. Schaut man sich hingegen die molekulare Formel von Glukose an, zur Erinnerung, ein anderer Begriff für Zucker, die in der Zelle ebenfalls für die Bereitstellung von Energie durch Oxidation zur Verfügung gestellt wird, so liegt diese bei

$C_6H_{12}O_6$ + 6 $O_2$ reagiert zu 6 $CO_2$ + 6 $H_2O$
Am Beispiel Glukose (Zucker)

Gibt man hier sechs Sauerstoffatome dazu, also plus sechs $O_2$, dann würde der Zucker vollständig aufgespalten in sechs $CO_2$, sechs $H_2O$, was jeweils wieder als Kohlendioxid abgeatmet und als Wasser ausgeschieden werden kann. Es ist also notwendig, für die Oxidation von einem Molekül Fett 23 Moleküle Sauerstoff zu aktivieren, während ein Molekül Zucker (Glukose) nur sechs Moleküle Sauerstoff benötigt.

Es ist in etwa notwendig, viermal mehr Sauerstoff in der Zelle für den Fettstoffwechsel zur Verfügung zu stellen als für den Zuckerstoffwechsel. Aus diesen Zahlen wird klar, dass für die Energiegewinnung der Zuckerstoffwechsel in der Zelle favorisiert wird, da weniger Sauerstoff notwendig ist als für den Fettstoffwechsel. Die Problematik, warum wenige Fettzellen zur Energiegewinnung herangezogen werden, liegt in der zu geringen Verfügbarkeit von Sauerstoff in den einzelnen Zellen. Wie lässt sich so etwas über eine e-scan Stoffwechselmessung darstellen? Sie erinnern sich, es wird bei der Messung der abgeatmete Atem gemessen. In einem Messsystem wie dem e-scan gibt es drei Messsensoren: einen Flow-, einen $O_2$- und einen $CO_2$-Sensor. Mit dem $O_2$-Sensor wird nun der abgeatmete $O_2$ (Sauerstoff)-Anteil gemessen. Wir haben überall in der Umgebungsluft genau 21 Prozent Sauerstoff. Es wird bei einem gesunden Menschen davon ausgegangen, dass 15 Prozent wieder abgeatmet werden, so bedeutet dies, 21 minus 15, verbleiben 6 Prozent Sauerstoff, die in der Zelle durch den Oxidationsprozess für den Stoffwechselvorgang verbraucht wurden. Hier variieren jedoch die einzelnen Messergebnisse ganz erheblich. Besonders bei untrainierten und fehlernährten Menschen kommt es häufig vor, dass ca. 18 Prozent Sauerstoff wieder abgeatmet werden. 21 minus 18 bedeutet, es stehen nicht mehr als drei Prozent des eingeatmeten Sauerstoffs in der Zelle für den Verbrennungsvorgang zur Verfügung. Es versteht sich von selbst, dass bei dieser geringen Menge an Sauerstoff kaum Fettstoffwechsel eingeleitet werden kann. In diesem Fall spielt die Form der Nahrungsaufnahme eine untergeordnete Rolle. Selbst, wenn Sie sehr wenig essen, so würde es trotzdem schwer zum Fettstoffwechsel kommen und Ihre gewünschten Fettdepots würden kaum abgebaut werden. Der Körper in seiner genialen Fähigkeit wird Stoffe in Zucker umbauen, damit er mit dem verfügbaren Sauerstoff möglichst viel Energie gewinnen kann. Das biochemische Geheimnis der Fettverbrennung ist es also, genügend Sauerstoff in die Zelle zu bekommen und nicht die Energiebilanz.

## Wie gelangt Sauerstoff ($O_2$) in die Zelle?

Die Atemluft besteht aus 78 Prozent Stickstoff ($N_2$), wie vorher bereits erwähnt, 21 Prozent Sauerstoff ($O_2$) und 1 Prozent Edelgasen. Die Umgebungsluft wird über das Einatmen durch die Lunge in die Alveole (Lungenbläschen) geführt, wo der Gasaustausch stattfindet. Dabei ist die Menge gigantisch. Täglich werden ca. 10 000 Liter Atemvolumen ein- und ausgeatmet und dabei sollten ca. 500 Liter $O_2$ in den Zellen absorbiert werden. Deshalb haben wir auch eine ganze Menge davon, ca. 300 Millionen Alveolen mit einer Größe von ca. 0,2 mm stehen für die Aufnahme zur Verfügung. Der Sauerstoff löst sich im Alveolenschleim von der Luft und wird über Diffusion (Druckunterschied) in das Blut geführt. Dabei erfolgt der Sauerstofftransport im Blut auf zwei Arten. Der Sauerstoff wird sowohl in gebundener als auch in gelöster Form im Blut befördert. Dabei sind beide Transportarten voneinander abhängig und beeinflussen sich gegenseitig.
Transport von gebundenem Sauerstoff im Blut: Der meiste Sauerstoff wird von den roten Blutkörperchen zu den zu ver-

sorgenden Organen (Zellen) befördert. Dafür wird der Sauerstoff molekular, d.h., wie bereits erwähnt, als $O_2$-Molekül, an ein Hämoglobin-Molekül (HB) gebunden. HB ist die Bezeichnung für eine mit dem Farbstoff Häm gebundene Polypeptidkette im Hämoglobin-Molekül. Aufgrund seiner molekularen Struktur kann ein Hämoglobin-Molekül maximal vier Sauerstoffmoleküle binden. Sobald ein Sauerstoffmolekül mit einem HB des Hämoglobins verbunden ist, ändert sich die Konformation der verbleibenden drei HBs. Diese in ihrer Konformation veränderten HBs binden dann sehr schnell je ein weiteres Sauerstoffmolekül. Das mit Sauerstoff beladene Hämoglobin wird als Oxyhämoglobin bezeichnet und verleiht dem Blut eine hellrote Farbe. Die Bindung von Sauerstoff an Hämoglobin ist reversibel, d.h., diese Verbindung kann rückgängig gemacht werden. Dieses ist für die Sauerstoffversorgung des Körpers lebensnotwendig: Denn Sauerstoff kann nur ins Gewebe (Organe, Zellen) diffundieren, wenn er im Blutserum gelöst ist.

Ein geringer Teil des Sauerstoffs wird im Blutserum in gelöster Form als Sauerstoffmoleküle transportiert. Wie viel Sauerstoff im Blutserum gelöst ist, hängt unter anderem vom Teildruck (Partialdruck) des Sauerstoffs in der Luft und damit in den Lungenbläschen ab.

Durchschnittlich sind in 100 Milliliter Blut etwa 0,3 Milliliter gelöster Sauerstoff enthalten. Im nächsten Schritt muss der Sauerstoff wiederum durch Druckunterschied (Diffusion) aus dem Blutkreislauf durch die Zellzwischenflüssigkeit den einzelnen Zellen zugeführt werden. Dabei muss der Sauerstoff die Zellmembran, das ist die umgebende Haut der Zelle, durchdringen. Dies bedeutet, obwohl in der Umgebungsluft für jeden Menschen genau gleich viel Sauerstoff zur Verfügung steht, ist es scheinbar ein erheblicher Unterschied, wie viel Sauerstoff bei den einzelnen Menschen in der Zelle ankommt. Vorher haben wir bereits gesehen, dass die Menge an Sauerstoff in der Zelle für den Fettstoffwechsel von ganz erheblicher Bedeutung ist. In diesem Umstand ist auch begründet, dass manche Menschen scheinbar spielend leicht schlank bleiben und andere nur beim Ansehen von Nahrungsmitteln das Gefühl haben, an Körpergewicht zuzunehmen. In der täglichen Praxis können wir diese Annahme nur bestätigen. Die Personen, denen sehr viel Sauerstoff in der Zelle verbleibt, sind in der Regel deutlich schlanker und können aufgenommene Nahrung ganz anders verbrennen. Zudem werden wir später noch erfahren, dass darin auch viele gesundheitliche Parameter beinhaltet sind. Damit Sauerstoff im Blut in ausreichender Form transportiert werden kann, ist also Hämoglobin zuständig. Dies bedeutet, je mehr Hämoglobin im Blut zur Verfügung steht, umso besser kann der Sauerstofftransport funktionieren.

Wie wird nun Hämoglobin gebildet? Im Knochenmark entstehen aus den „Vorläuferzellen" über Zwischenstufen Eisen aufnehmende Erythroblasten, in denen die Hämoglobinbildung stattfindet. Nachdem der Kern abgestoßen wird, wandern die jugendlichen Erythrozyten, Retikulozyten genannt, aus dem Knochenmark in das Blut, wo sie zu fertigen, kernlosen Erythrozyten reifen. Daraus entsteht das Hämoglobin. Da dies ein scheinbar natürlicher Vorgang im Organismus ist, ist es spannend, dem nachzugehen, warum nun trotzdem manche Menschen weniger Sauerstoff über das Blut in die Zellen transportieren können als andere.

## Gründe für schlechten Sauerstofftransport in die Zelle

Schauen wir uns zum besseren Verständnis noch einmal kurz an, wie $O_2$ (Sauerstoff) im Blut chemisch gebunden wird. Hämoglobin besteht aus Globin und vier Häm-Molekülen. Bei Sauerstoffanlagerung an das Hämoglobin wird das $O_2$ an zweiwertiges Eisen (Zentral Ion) gebunden. Dabei nennt man Hämoglobin mit $O_2$ = Oxyhämoglobin, Hämoglobin ohne

$O_2$ = Desoxyhämoglobin. Im Normalfall ist an Hämoglobin gebundener Sauerstoff reversibel, das bedeutet, der Sauerstoff kann zu jeder Zeit vom Hämoglobin wieder an die Zelle zur Energiegewinnung abgegeben werden. Im Blutkreislauf ist jedoch auch ein sogenanntes Methämoglobin nachweisbar. Hier handelt es sich um ein Derivat des Hämoglobins. Wird das zweiwertige Eisen im Hämoglobin (HB) zu dreiwertigem oxidiert ($FE_2+/FE_3+$), entsteht Methämoglobin (MetHb). Dieses verpackt das Hämoglobin in seiner Umgebung so, dass dieses nur noch Sauerstoff aufnehmen, aber nicht mehr abgeben kann. Methämoglobin entsteht genauso wie Hämoglobin in den ganz jungen Erythrozyten, die später zu Blutplättchen ausgebildet werden. Schauen wir hier zum besseren Verständnis noch einmal in Wikipedia unter dem Begriff Met-Hämoglobinämie[11], was dort beschrieben wird:

*Unter Methämoglobinämie versteht man in der Medizin eine erhöhte Konzentration von Methämoglobin (Met-Hb) im Blut. Das in den roten Blutkörperchen vorhandene Hämoglobin, das dem Sauerstofftransport dient, wird dabei in das funktionsunfähige Methämoglobin umgewandelt (oxidiert) und steht damit nicht mehr für den Sauerstofftransport zur Verfügung. Chronische Methämoglobinämie verlaufen oft klinisch stumm. Bei akut auftretendem Verlauf kommt es früh zu Kopfschmerz, Müdigkeit, Luftnot und Lethargie. Ab einer Met-Hb-Konzentration von mehr als zehn Prozent des Gesamthämoglobins kommt es zur Hypoxämie (Sauerstoffmangel im Blut) mit Zyanose (Blauverfärbung der Haut und der Schleimhäute). Weiter ist unter Ursachen beschrieben: Neben einem erblichen Defekt des Hämoglobins (Hämoglobin-M-Krankheit) oder einem erblichen Enzymdefekt (Cytochrom b5-Reduktase-Mangel) ist vor allem die Aufnahme bestimmter Substanzen, die zu einer Oxidation des Hämoglobins führen, Ursache für die Methämoglobinämie.*

---

[11] http://de.wikipedia.org/wiki/Methämoglobinämie

*Zu oxidierenden Substanzen zählen Medikamente, Stickoxide, aromatische Nitro- und Aminoverbindungen (Herbizide) und andere.*

Dies bedeutet also, dass die schlechte Sauerstoffaufnahme, exakter ausgedrückt, die Abgabe in der Zelle, parallel mit der Aufnahme von Umweltgiften aus Nahrung, der Umgebungsluft aber auch Medikamenten erfolgt. Zahlreiche Studien weisen darauf hin, dass neben der Aufnahme nitratreicher Lebensmittel und Wasser vor allem auch Atemgifte zur Bildung von Methämoglobin führen. So ist zum Beispiel das Kohlenmonoxid, das als Ausstoß bei einem Fahrzeug als Verbrennungsreststoff entsteht, bekanntlich 300 Mal stärker an ein Hämoglobin bindungsfähig als das gewöhnliche Sauerstoffmolekül. Aber auch Tabakrauch sowie das Passivrauchen führen zu einer deutlich schlechteren Sauerstoffbindung an das Hämoglobin. Dies muss nun nicht immer gleich zu Schwindelanfällen, Unwohlsein und Atemnot führen, aber allein eine etwas erhöhte prozentuale Konzentration von Methämoglobin im Blut führt dazu, dass weniger Sauerstoff für den Verbrennungsvorgang und damit zur Gewinnung von Energie (ATP) in der Zelle zur Verfügung steht.

Es sind also die Umweltgifte, die scheinbar bei einigen Menschen und über einen gewissen Zeitraum mehr als bei anderen Auswirkungen im Stoffwechselkreislauf zeigen. Folglich ist die Qualität des Lebens- und Ernährungsstil der einzelnen Menschen für die Stoffwechselsituation mit von großer Bedeutung. Und auch die Qualität und Natürlichkeit der Nahrung spielt eine entscheidende Rolle. Wie seriöse Studien zeigen, ist auch die Medikamentenaufnahme für die schlechtere Sauerstoffabgabe durch Methämoglobin verantwortlich.

## Zusammenfassung Stoffwechselfunktion

Es ist bekannt, dass es drei Nährstoffe gibt, die vom menschlichen Körper über das Verdauungssystem verwertet werden können. Nämlich

a. Kohlenhydrate
b. Fette
c. Eiweiße

Mit der Nahrung gelangen diese Nährstoffe in unseren Magen, dann in unseren Darm. Dort werden die Nährstoffe verdaut. Mit Hilfe bestimmter Enzyme werden die Nährstoffe in ihre Bausteine zerlegt: Kohlenhydrate in Glukose, Fette in Glycerin und Fettsäuren und Eiweiße in Aminosäuren. Die Bausteine gelangen dann in den Blutkreislauf und von dort in die einzelnen Zellen. Dabei werden die Nährstoffe in Brennstoffe und Baustoffe unterteilt. Eiweiße gehören zu den Baustoffen, während Kohlenhydrate und Fette zu den Brennstoffen gehören. Die Brennstoffe heißen so, weil sie in den Zellen des Körpers „verbrannt" werden. Allerdings ist dafür keine höhere Körpertemperatur notwendig, die Verbrennung findet mit Hilfe bestimmter Enzyme statt. Beschäftigen wir uns noch einmal kurz mit der Verbrennung der Kohlenhydrate. Alle Kohlenhydrate werden zunächst in ihre Bausteine zerlegt, nämlich in Glukose- und Fructose-Moleküle. Die Fructose ist beispielsweise ein Bestandteil der Saccharose, den meisten von Ihnen auch als Haushaltszucker oder Rohzucker bekannt. In den Zellen wird die Fructose aber recht schnell in Glukose umgewandelt. Beide Moleküle haben die gleiche Summenformel, sind also – chemisch gesehen – Isomere (gleiche Summenformel, aber unterschiedliche Strukturformel). Betrachten wir hierzu die in diesem Buch schon aufgeführte Gleichung

$C_6H_{12}O_6$ plus $6O_2$, dann wird daraus $6CO_2$ plus $6H_2O$ plus Energie.

Diese Gleichung beschreibt, wie in der Zelle die Glukose unter Verbrauch von Sauerstoff und Gewinnung von Energie zu Kohlendioxid $CO_2$, das abgeatmet wird, und Wasser $H_2O$, welches ausgeschieden wird, abgebaut wird. Leider ist diese aerobe Oxydation (aerob=Aufnahme von Sauerstoff) der Glukose recht komplex, die oben gezeigte Reaktionsgleichung ist quasi nur die Zusammenfassung eines Prozesses, der in vielen Einzelschritten an unterschiedlichen Orten der Zelle abläuft, im Zytoplasma, im Plasma der Hypochondrien und in der Membran der Mitochondrien. Ziel dieser aeroben Oxydation ist letzten Endes nicht die Gewinnung von Kohlendioxid und Wasser, wie es die Reaktionsgleichung vielleicht nahelegt, sondern die Synthese von ATP ( ATP = Adenosintriphosphat, die universelle Energiewährung der Zelle). Das Schema der ATP-Gewinnung ist sehr stark vereinfacht – in Wirklichkeit ist die aerobe Oxydation in drei Abschnitte unterteilt, von denen die Glykolyse nur der erste ist. Der zweite Schritt des aeroben Glukoseabbaus ist der Citratzyklus (Zitronensäurezyklus). Hier werden die $C_3$-Moleküle aus der Glykolyse weiter oxidiert und dabei wird jede Menge Wasserstoff gewonnen – allerdings kein gasförmiger, sondern chemisch gebundener Wasserstoff. Dieser chemisch gebundene Wasserstoff reagiert nun im dritten Schritt der Atmungskette mit Sauerstoff. Bei dieser stark exothermen Reaktion wird sehr viel ATP gewonnen.

*Merkkästchen:* aerobe Oxydation der Glukose, Ziel: Gewinnung von ATP aus ADP, P1 und Energie. Weg: Oxydation von Glukose (Glykolyse, Citratzyklus), liefert chemisch gebundenen Wasserstoff (und $CO_2$ als Abfallprodukt), der dann in der Atmungskette mit dem Luftsauerstoff zu Wasser reagiert. Dabei wird viel Energie frei, die zur ATP-Gewinnung genutzt wird.

Bei der Energiegewinnung durch Fettsäuren ist der Ablauf – vereinfacht ausgedrückt – ähnlich, nur mit dem Unterschied, dass deutlich mehr Sauerstoff verbraucht wird. Unter Sauerstoffverbrauch wird auch hier die gesamte freigesetzte Energie in ATP umgewandelt. Wir sprachen davon, dass Zucker und Fett verbrennende Energielieferanten sind, wohingegen das Eiweiß – Aminosäuren – eine aufbauende Energie darstellt. Während Zucker und Fett variable Größen sind, sind die Aminosäuren im Energiegewinnungsprozess, wie wir schon im Kapitel „Der Proteinstoffwechsel" erfahren haben, eine konstante Größe. Die Abfallstoffe der Aminosäuren werden nicht über die Atmungskette abgebaut, sondern, vereinfacht ausgedrückt, als Endprodukt im Harnstoff über den Urin ausgeschieden. Wenn Sie nun abnehmen möchten, dann müssen für die Energiegewinnung überwiegend Fette verbrannt werden. Wird überwiegend Zucker zur Energiegewinnung verwendet, kommt es zu keiner Fettabnahme, auch wenn Sie weniger Kalorien zu sich genommen haben. Ist in der Zelle ein Überschuss von Zucker vorhanden, so werden die überschüssigen Zuckermoleküle zu Fettsäuren umgebaut und in den Fettdepots eingelagert.

## Wie ist die Stoffwechselfunktion messbar?

In der Fachsprache wird dafür ein Begriff verwendet, der sich respiratorischer Quotient (RQ) nennt und auf den beschriebenen Erkenntnissen aufbaut. Dieser besagt das Verhältnis der bei der Verbrennung von Nahrungsstoffen ausgeatmeten Mengen (Volumen) an Kohlenstoffdioxid($CO_2$) zur verbrauchten Menge (Volumen) an Sauerstoff ($O_2$) innerhalb derselben Zeitspanne:

$$RQ = \frac{CO2 - \text{Abgabe}}{O2 - \text{Aufnahme}}$$

Je nach Nahrung beträgt der respiratorische Quotient 0,7 bis 1,0. Bei reiner und vollständiger Verbrennung (oxydativer

Abbau) von Kohlenhydraten beträgt der respiratorische Quotient 1. Bei alleiniger Zufuhr von Proteinen (Eiweißen) 0,81 und bei Fetten 0,7. Wie wir jetzt ausführlich erfahren haben, werden Kohlenhydrate ebenso wie Fette mit Sauerstoff ($O_2$) vollständig zu Kohlenstoffdioxid und Wasser abgebaut. Dabei wird das $CO_2$ abgeatmet und das Wasser über den Urin ausgeschieden. Nehmen wir dazu noch einmal unsere vorher bereits beschriebene Formel, dann kann daraus die Reaktion für Glukose ersehen werden:

$$C_6H_{12}O_6 + 6\,O_2 = 6\,CO_2 + 6\,H_2O$$

Es ist zu sehen: Bei der Verbrennung von Glukose wird genauso viel Kohlenstoffdioxid frei wie Sauerstoff verbraucht wird (für jedes verbrauchte Mol $O_2$ wird ein Mol $CO_2$ erzeugt), der respiratorische Quotient ist daher 1:

$$RQ\;Glukose = \frac{6\,CO_2}{6\,O_2} = 1$$

Bei der Fettoxydation kann der gleiche Vorgang angesetzt werden, z.B. Steaninsäureglycerinesther
$$2C_{57}H_{110}O_6 + 163\,O_2 = 114\,CO_2 + 110\,H_2O$$

$$RQ\;Fettverbrennung = \frac{114}{163} = 0,7$$

Über das Messen des $CO_2$ und $O_2$-Anteils des abgeatmeten Teils in der Atemluft kann nun mittels feiner Messsensoren der respiratorische Quotient eines Menschen genau ermittelt werden. Liegt dieser bei 0,7, liegt ausschließlich eine Fettverbrennung vor mit dem Ergebnis einer zeitverzögerten Aufspaltung von Depotfett und damit einer Gewichtsreduktion. Bei einem RQ von 1,0 würde es zur reinen Zuckerverstoffwechslung kommen. Durch die Analyse der Messung lässt sich nun genau erkennen, in welchem Verhältnis der Mensch die Nährstoffe verbrennt und in welchem Abnehm-, Sättigungs- oder Zunahmeprozess er sich derzeit befindet. Allerdings kann aus dem respiratorischen Quotienten nicht ausschließlich auf die aufgenommene Nahrung rückgeschlossen werden, denn z.B. bei partieller Umwandlung von Kohlenhydraten in Fette im Körper oder intensiver Sport- oder Muskelarbeit können die Werte ebenfalls beeinflusst werden. Sie zeigen jedoch sehr fundiert den IST-Zustand der Stoffwechsellage.

### Wie kann ich meinen Stoffwechsel positiv beeinflussen?

Um unsere Stoffwechsellage positiv beeinflussen zu können, sind zuerst die Wirkungsweise und das Verständnis dafür notwendig. Dies ist der Grund, warum wir uns bisher so ausführlich über die Stoffwechselabläufe ausgelassen haben. Im ersten Teil des Buches wurde bereits erwähnt, dass der menschliche Stoffwechsel komplex und phänomenal ist. Er lässt sich nicht einfach über mathematische Gleichungen und Tabellen steuern. Unter dem Begriff Homöostase kann verstanden werden, dass der Organismus über zahlreiche Systeme verfügt, um Ungleichmäßigkeiten ständig ausgleichen zu können. Dies bedeutet, dass der Körper bei all seinen Maßnahmen immer nur ein einziges Ziel verfolgt, sich selbst zu regulieren und zu reparieren. Ein kleines Beispiel soll diesen Vorgang besser verdeutlichen: Wenn Sie sich zum Beispiel mit einem Messer in den Arm schneiden, dann wird Ihr Reparatursystem sofort damit beginnen, die notwendigen Maßnahmen einzuleiten, um den Schnitt wieder zu reparieren. Dies kann kein Arzt, kein Medikament oder sonstiges Hilfsmittel übernehmen. Wenn Sie sich am nächsten Tag an derselben Stelle wieder schneiden, dann wird der Körper seinen Reparaturvorgang fortsetzen. Schneiden Sie sich jedoch in den folgenden Tagen wieder an derselben Stelle, wird zwar der Reparaturvorgang des Organismus weiter aktiviert, jedoch wird er eventuell mit der Geschwindigkeit, mit der Sie sich verletzen, nicht mehr Schritt halten können. Dies bedeutet, irgendwann kommt es zu einer starken Beeinträchtigung Ihres Armes bis hin zur Verstümmelung. Nur durch das Beenden des Schädigungsvorgangs lässt sich eine Verbesserung erzielen. Sie können davon ausgehen, dass Ihr Stoffwechsel sich ständig reparieren möchte. Krankheiten sind häufig die Ursache von fortwährenden Schädigungen des Stoffwechsels, die wir uns über die Form unserer Ernährung, mangelnde Bewegung und andere schädliche Verhaltensweisen zugeführt haben.

Es gibt keine Wundermittel und keine einfachen Lösungen zur Verbesserung der Stoffwechselabläufe. Die *drei* Anhaltspunkte sind – wie eingangs beschrieben – genau die Faktoren, die auch in der Zelle zur Energiegewinnung eintreten. Das sind einmal Atmung und Nahrung. Hinzu kommen enzymatische und hormonelle Störelemente. An diesen drei Stellschrauben können Sie Ihre Stoffwechsellage verbessern.

## Was verbessert die $O_2$-Aufnahme in der Zelle

Wir wollen betrachten, welche praktischen, im Alltag umsetzbaren Möglichkeiten es gibt, damit wir über die Atmung mehr Sauerstoff in die Zellen zur Energiegewinnung bekommen.

### Training

Ein sehr wirkungsvolles Hilfsmittel ist das Training unseres Körpers. Dabei werden die drei Faktoren Herz-Kreislauf-, Kraft- und Koordinationstraining in den Mittelpunkt gestellt. Bei unseren zahlreichen Messungen konnten wir durchwegs feststellen, dass Menschen, die regelmäßig trainieren, deutlich mehr Sauerstoff in ihre Zellen bekommen als untrainierte Menschen. Einer der großen Vorteile des Trainings, neben den muskulären und skelettspezifischen Vorteilen, liegt sicherlich darin, dass das Training so gesteuert werden sollte, dass es zu einer besseren Sauerstoffaufnahme in den Zellen kommt. Dabei steht häufig wieder die Theorie der Energiebilanz im Weg. Da die meisten Menschen ihr Training deshalb absolvieren, weil sie möglichst viele Kalorien verbrauchen wollen, wird das Training oft kontraproduktiv zur Sauerstoffaufnahme durchgeführt. Das möchte ich gerne an einem Beispiel näher erläutern: Bei unserer täglichen Arbeit sind wir auch sehr viel mit Leistungssportlern zusammen, die wir über unser Messsystem leistungsfördernd coachen. So haben wir zum Beispiel einmal einen Triathleten gemessen, der 18,2 Prozent $O_2$ wieder abgeatmet hat. Sie erinnern sich, wir haben in der Umgebungsluft 21 Prozent Sauerstoff. Wenn 18,2 Prozent abgeatmet werden, bedeutet das, dass der Leistungssportler nur 2,8 Prozent Sauerstoff in der Zelle für den Verbrennungsvorgang zur Verfügung stellte. Dies ist natürlich auch für den Laien erkennbar ein sehr schlechter Wert. Man könnte fast schon das bisher beschriebene System in Zweifel ziehen. Beim Betrachten der Hintergründe stellte sich heraus, dass der Sportler zwei Tage vorher auf Hawai den Ironman-Wettkampf durchgeführt hatte. Nach dem schweren Wettkampf und der langen Reise waren die Zellen überstrapaziert. In vielen unserer Messungen, die wir auch mit anderen Messmethoden, wie zum Beispiel der Herzratenvariabilitätsmessung regelmäßig vergleichen, stellt sich immer wieder heraus: Je mehr eine Zelle geschädigt ist, umso schlechter nimmt diese Sauerstoff auf. Die Zelle des Leistungssportlers muss demzufolge regenerieren (sich erneuern). Dies bedarf einiger Tage. Dann sieht die Messung wieder ganz anders aus. Bei Leistungssportlern messen wir häufig Werte von 13,5 bis 14 Prozent abgeatmetes $O_2$. Es ist zu beobachten, je besser ein Organismus trainiert ist, umso besser kann er Sauerstoff in die

Zellen bringen. In unserem Fall des beschriebenen Leistungssportlers war dem auch so, einige Tage später hatte er wieder beste Werte. Doch was bedeutet das?

Würde er am Tag der Messung, also zwei Tage nach seinem Wettkampf, wieder ein intensives Training oder gar einen Wettkampf durchführen, käme es zu weiteren Zellschädigungen mit der Folge eines ständigen Leistungsabfalls. Es muss also der Zelle Zeit gegeben werden, sich zu regenerieren. In dem beschriebenen Fall leuchtet das bestimmt auch jedem ein. Bei zahlreichen Menschen, besonders bei untrainierten, messen wir allerdings schon im Normalzustand Werte von 17 bis 18 Prozent abgeatmeten Sauerstoffs. Das heißt, die Zellleistung ist auf einem Niveau wie bei dem beschriebenen Leistungssportler kurz nach dem Wettkampf. Da wir alle in den letzten Jahrzehnten mit dem Thema der Energiebilanz überschüttet wurden, glauben wir, dass ein Training immer nur dann sinnvoll ist, wenn sehr viel Leistung und damit Kalorien verbraucht werden. Dies ist jedoch nach unseren Messungen in den meisten Fällen kontraproduktiv. Vergleichende Messungen mit Laktat zeigen ähnliche Werte. Dabei werden kleinste Mengen Blut abgenommen, in denen der Laktatwert ermittelt werden kann. Dieser zeigt, wann es zu einer Übersäuerung des Organismus kommt. Die Laktatwerte korrelieren sehr stark mit der Stoffwechselmessung über die Atmung.

Unsere Erfahrung zeigt, dass untrainierte und übergewichtige Menschen häufig bereits nach zehn Minuten Gymnastik zu übersäuern beginnen und schwerer Sauerstoff in der Zelle aufnehmen können. Das heißt, sie sind bereits überfordert und führen den Zellen eigentlich mehr Schaden als Nutzen zu. Wenn man demzufolge so trainieren möchte, dass man dabei auch einen Nutzen für den Gewichtsverlust hat, dann darf das Training nicht als Energieverbrauch im Vordergrund stehen, sondern muss immer so durchgeführt werden, dass möglichst viel Sauerstoff in die Zellen gelangt. In dem aufgeführten Beispiel müsste das Training – genau wie beim Leistungssportler – regenerativ durchgeführt werden. Also leichte Belastung, so dass es zu einer leichten Erhöhung der Sauerstoffaufnahme über den Organismus kommt. Dieses Umdenken wird allerdings nur gelingen, wenn alle Beteiligten, Trainer und die, die das Training durchführen, die Sinnhaftigkeit des Trainings neu erkennen. Bleiben wir bei dem Beispiel der Kalorien- und Energiebilanz. Wir wissen, dass ein Gramm Fett neun Kalorien beinhaltet. Dies bedeutet: Um ein Kilogramm Fett zu verbrennen, müssen 9000 Kalorien verbrannt werden. Bei einem durchschnittlichen Training von 60 Minuten werden je nach Intensität zwischen 500 und 800 Kalorien an Leistung verbraucht. Es wären demzufolge schon mehr als 10 Stunden Training notwendig, um ein Kilogramm Fett in Energie umzuwandeln. Es macht viel mehr Sinn, über Training, Ernährung und Lebensumstände den Stoffwechsel ständig in der Fettverbrennung zu halten. Also nicht nur während des Trainings, sondern während der kompletten Tages- und Nachtzeiten. In diesem Fall verliert der Körper ständig leicht Fettdepots und es ist der sicherste und gesündeste Weg zu einer schlanken Figur und einem gesunden Lebensumstand.

Ein moderates Training hat weniger den Sinn, während des Trainings Fett als Energiequelle heranzuziehen, vielmehr geht es darum so zu trainieren, dass aufgrund des Trainings im Alltag vermehrt Sauerstoff in die Zelle gelangt. Durch unsere Stoffwechselmesserkenntnisse stellen sich viele Trainingsinhalte neu dar. Die beste Lösung wäre, vor jedem Training die momentane Stoffwechsellage genau zu ermitteln, um dann das Training gezielt auf die Situation abzustimmen. Genau dies führen wir auch bei Leistungssportlern durch. Zum Beispiel messen wir in einem Trainingslager jeden Morgen bei jedem einzelnen Sportler die Stoffwechselsituation. Wir begleiteten zum Beispiel eine Profi-Fußballmannschaft mit in das Trainingslager. Nach drei Tagen stellten wir unterschiedliche Sauerstoffabgaben bei den einzelnen Athleten fest. So hatten drei Sportler bereits erhöhte Abgabewerte von über 17 Prozent. Daraufhin sollte, nach unserer Empfehlung, das Training für die Spieler individualisiert und zurückgenommen werden. Da es sich jedoch noch um sehr junge Spieler und ein eher unerfahrenes Trainingsteam handelte, war die Bereitschaft dazu gering. Das Training ging mit unverminderter Intensität weiter. Noch am Nachmittag des vierten Tages verletzte sich einer der Spieler, der zuvor schlechtere $O_2$-Abgabewerte hatte, schwer und zog sich einen Muskelbündelriss zu. Auch die beiden anderen Spieler hatten sich noch im Laufe des Trainingslagers schwere Verletzungen zugezogen. Dies bedeutet, dass Verletzungen letztendlich eine Auswirkung von Überlastung sind, welches über die Zellfunktion bereits frühzeitig angezeigt wurde und mit unserem Stoffwechselmesssystem sichtbar gemacht werden konnte. Was bedeutet das nun für den normalen Menschen? Häufig wird das Training als sehr anstrengend und überfordernd empfunden. Das hat oft weniger mit Faulheit oder Disziplinlosigkeit des einzelnen zu tun, als vielmehr damit, dass der Organismus tatsächlich überfordert ist. Der zeigt es einem mit Unlust. Versucht man sich aber trotzdem zum Training zu zwingen, oder mehr an Energie und Leistung zu bringen, als einem gut tut, führt dies häufig zum Gegenteil und man schwächt die Leistungsfähigkeit seines Organismus. Jedes Training sollte unter der Prämisse der besseren Sauerstoffversorgung der Zellen erfolgen und so gestaltet sein, dass man sich anschließend voller Energie fühlt. Zur Wiederholung: Es macht deutlich mehr Sinn, in den Zeiten zwischen einem Training im Fettstoffwechsel zu sein, als während des Trainings viel Energie zu verbrauchen. Dies trifft natürlich nicht auf jeden Menschen zu. Personen mit einer guten Stoffwechselleistung und Sauerstoffversorgung können deutlich intensiver trainieren. Leider würde es den Rahmen des Buches sprengen, die einzelnen Trainingsphilosophien zu den Messdaten näher auszuführen. Dabei sind alle Formen der gängigen Trainingslehre zum richtigen Zeitpunkt und Zweck sinnvoll.

## Höherer PH-Wert

Der PH-Wert im Blut ist sehr konstant und liegt in etwa bei 7,4. Kleinste Veränderungen werden sofort von körpereigenen Regelmechanismen wieder bereinigt. Es zeigt sich jedoch, dass es bei einem höheren PH-Wert zu besserer Aufnahme und Lösung kommt. Dies bedeutet, je höher der PH-Wert aufgenommener Lebensmittel ist, umso besser wird damit auch die Sauerstoffaufnahme-Fähigkeit. So hat zum Beispiel das Chlorophyll der grünen Pflanzen eine sehr ähnliche Struktur wie das Hämoglobin. In vielen Studien konnte nachgewiesen werden, dass Gemüse und vor allem Grünpflanzen eine sehr gute Sauerstoffbindung im Blut und weiterführend in der Zelle verursachen. Die aufgenommene Nahrung sollte deshalb überwiegend basisch sein, da der Körper Basen kaum selbst bilden kann. Auf das Thema Ernährung werden wir im nächsten Abschnitt noch genauer eingehen und dazu weitere Informationen liefern.

## Atemtechniken

Atemtechniken helfen, sich im Alltag zu entspannen. Unter Stress atmen wir oft schnell und flach. Atmen wir dagegen ruhig und entspannt, können sich auch unsere Muskeln besser entspannen. Yoga und viele weitere Entspannungs- und Meditationstechniken nutzen diesen Zusammenhang; sie lenken die Aufmerksamkeit auf den Atem. Es gibt zahlreiche Übungen für Atemtechniken, die man auch im Internet finden kann. Aber auch hier hat wieder das Herz-Kreislauf-Training einen großen Vorteil. Durch die Belastung kommt es zu einer intensiveren Atmung, dies führt neben der besseren Sauerstoffaufnahme auch zu einer höheren Abgabe von $CO_2$. Regelmäßiges Herz-Kreislauf-Training führt neben der Stabilität des Herz-

Kreislauf-Systems auch zu einer besseren Sauerstoffversorgung. Natürlich spielt auch die Umgebungsluft eine entscheidende Rolle. Wie wir im Kapitel Methämoglobin bereits erfahren haben, ist vor allem die durch Autoabgase und Tabakrauch belastete Luft für die Sauerstoffaufnahme hinderlich. Je häufiger Sie in der Lage sind, gereinigte, frische Luft genießen zu können, umso besser ist dies für Ihren Organismus.

## Nachteil hoher Stoffwechsel

Wenn man an die Theorie der Energiebilanz glaubt, dann wird die Fähigkeit des Körpers, viel Energie, also eine hohe Stoffwechselleistung zu haben, als vorteilhaft angesehen. Zum besseren Verständnis sollten wir uns noch einmal den Begriff Stoffwechselleistung ansehen. Im Prinzip wird dieser in drei Begriffe unterteilt:

a. Ruheumsatz
b. Grundumsatz
c. Leistungsumsatz

Der Ruheumsatz ist der Energieverbrauch eines Menschen im Sitzen, im nüchternen Zustand, leicht bekleidet, bei einer Umgebungstemperatur von 20 Grad. Durch den Energieaufwand für das Sitzen ist der Ruheumsatz etwas höher (ca. 10 %) als der Grundumsatz. Der Grundumsatz gibt den Kalorienverbrauch im Liegen an. In vielen Fällen werden die Begriffe Ruheumsatz und Grundumsatz auch synonym verwendet.
Der Leistungsumsatz ist der variable Teil in der Stoffwechselbilanz, denn dieser richtet sich nach der Menge an Energie, die wir bei schwerer körperlicher Arbeit oder sportlicher Betätigung brauchen. Verbunden ist damit ein erhöhter Verbrauch an Kalorien. Während Ruhe- und Grundumsatz im Prinzip feste Konstanten sind, ist der Leistungsumsatz natürlich von Minute zu Minute und von Tag zu Tag völlig unterschiedlich

ausgelegt. Eine Stoffwechselmessung, wie sie zum Beispiel mit dem e-scan durchgeführt wurde, hat im Schwerpunkt den Ruheumsatz als Basis, denn dies ist die Situation, in der sich viele Menschen die meiste Zeit des Tages befinden, und sie ist eine vergleichbare Messgröße dazu. Für die Messung sitzen Sie, ca. vier bis fünf Minuten, entspannt in einem Stuhl und atmen über ein spezielles Mundstück ein und aus. Durch die Messung jedes einzelnen Atemzuges lässt sich die aktuelle Stoffwechselleistung in Bezug auf den Ruheumsatz genau ermitteln. Dabei spielen zwei Messgrößen eine Rolle. Die eine ist, wie viel Liter an Atemvolumen Sie pro Minute bewegen und wie viele Atemzüge werden pro Minute gemacht werden. Die Atmung ist eine relevante Messgröße zur Bestimmung des Ruheumsatzes.

Die Atmung wird bestimmt vom vegetativen Nervensystem. Dies bedeutet: Wenn wir in einem erregten Zustand sind, also mehr an Energie benötigen, beginnt automatisch die Atmung heftiger und unregelmäßiger zu werden. Diese Korrelation ist bei der Messung erkennbar. Ein Beispiel zum besseren Verständnis:

Sie sitzen entspannt in einem Restaurant und fühlen sich wohl. Ihre Atmung ist ruhig und langsam und Sie fühlen sich ausgeglichen und angenehm. Plötzlich klingelt Ihr Handy, Sie erhalten einen Anruf, in dem Ihnen zum Beispiel von einem Brand in Ihrer Wohnung berichtet wird. Was wird jetzt mit Ihrem Stoffwechsel geschehen? Die Nachricht löst einen Schreck oder gar Schock aus: Es werden sämtliche Aktivierungshormone wie z.B. Adrenalin im Organismus aktiviert, Sie sind plötzlich hellwach und leistungsfähig. Häufig berichten Menschen davon, dass sie, nachdem Extremsituationen bewältigt wurden, gar nicht mehr wissen, warum und wie sie in der Situation so optimal handeln konnten.

Unsere körpereigenen Hormone und Systeme sorgen dafür, dass der Körper extrem leistungsfähig ist, allerdings um den

Preis, in dem Moment rein auf den Zuckerstoffwechsel umzuschalten. Wir wissen von den bisherigen Ausführungen, dass beim Zuckerstoffwechsel deutlich weniger Sauerstoff benötigt wird und deshalb mehr an Energie in kürzerer Zeit bereit gestellt werden kann. Ähnlich der Situation, dass es zu einem Laktat-Überschuss im Körper kommt, wenn Sie zu intensiv Sport treiben. Dann wird dieser als Zuckerform wieder für die Energiegewinnung eingesetzt, was kurzfristig zu einer erheblichen Leistungssteigerung, langfristig aber zu einer Leistungsminderung führt. Was passiert mit Ihrer Atmung, wenn Sie eine Schreckensnachricht erhalten? Sie wird intensiver und schneller.

Ein weiteres Bild vereinfacht das Verständnis zwischen Atmung und Stoffwechselleistung: Sie sollen einen Vortrag vor hundert Leuten halten und stehen kurz vor dem Moment, wo Sie die ersten Worte an die Gesellschaft richten wollen. In dem Moment hören Sie plötzlich Ihren Herzschlag, Sie atmen heftig und deutlich schneller als sonst. Die Verbindung erfolgt zwangsweise mit einer Ausschüttung von Adrenalin und anderen Stresshormonen und lässt sich willentlich kaum beeinflussen. Bei diesen Beispielen werden Sie mir unverzüglich zustimmen; Sie haben das in der Praxis oft selbst erfahren. Wenn wir jedoch ein deutlich höheres Atemvolumen, (in der Regel 0,5 bis 0,6 Liter pro Minute), und häufigere Atemzüge als üblich (zwischen sechs und zehn Atemzüge pro Minute), messen, so sind das deutliche Zeichen für eine höhere Stressbelastung der getesteten Person. Ein Blick auf die Sauerstoffaufnahme-Fähigkeit der Person bei der Auswertung zeigt, dass diese sich häufig parallel zur Stoffwechselleistung verhält. Dies bedeutet, eine höhere Stoffwechselleistung beim Ruheumsatz führt häufig zu einer schlechteren Sauerstoffversorgung der Zellen. Doch oft sind die getesteten Personen nicht nur in Extremsituationen in dieser Stoffwechsellage, sondern den kompletten Tag über und oft auch während der Nacht. Es muss nicht immer gleich ein

Vortrag anstehen, aber ständiger Termindruck und tief verborgene Ängste haben eine ähnliche Wirkung.

Ein ständig erhöhter Spiegel von Stresshormonen im Blut erschwert die Fettverbrennung im Organismus. Obwohl wir weniger essen und uns viele gut gemeinte Ratschläge zu Herzen nehmen, damit wir an Körpergewicht verlieren, verhindern die innere Unruhe und Stressbelastung die Fettverbrennung. Für die geforderte Leistung steht der Zelle nicht genügend Sauerstoff zur Verfügung. Damit die Leistung aber trotzdem bereit gestellt werden kann, schaltet der Organismus auf Zuckerverbrennung. Denn dafür ist, wie wir erfahren haben, deutlich weniger Sauerstoff erforderlich. Dies ist uns nicht bewusst, denn ganz im Gegenteil wurde uns doch beigebracht, dass ein hoher Energiebedarf im Stoffwechsel von Vorteil ist. Wir sind der Meinung, nach der Energiebilanztheorie, je mehr Kalorien verbraucht werden, umso besser ist es für den Abnehmprozess. Unter Ruhebedingungen ist jedoch genau das Gegenteil richtig. Es wäre von entscheidender Bedeutung, in einem normalen Stoffwechselverbrauch zu sein. Das heißt, je entspannter und innerlich ruhiger wir sind, umso besser werden wir Fett verstoffwechseln können, was den Abnehmprozess fördert. Dass dieser ständige körperliche Erregungszustand im Laufe der Zeit auch zu Krankheiten bzw. zu Burn-out-Syndromen, in der Fachsprache wird das Chronic Fatigue Syndrome (CFS)[12] genannt, führt, ist nur allzu verständlich. Welche Möglichkeiten bestehen, um den Stoffwechsel in ein normales ausbalanciertes Verhältnis zu bringen? Nach unseren Erkenntnissen haben wir die größten Erfolge damit, den Menschen erst mal diesen Umstand bewusst zu machen. Durch die Messung oder mehrere Messungen in Folge an mehreren Tagen wird die hohe

---

[12] Das Chronische Erschöpfungssyndrom ist eine Krankheit, die bis zur Behinderung führen kann. Sie ist charakterisiert durch eine lähmende geistige und körperliche Erschöpfung. http://de.wikipedia.org/wiki/Chronisches_Erschöpfungssyndrom

Stoffwechselbelastung, auch häufig als Folge schlechter Ernährung und Lebensführung, die man irgendwann als normal betrachtet, erst bewusst gemacht. Durch das Bewusstmachen können Pläne für das tägliche Leben entstehen, wie mit der Stressbelastung besser umgegangen werden kann. Je früher dies geschieht, umso besser. Jeder Einzelne muss sich überlegen, wie er mit belastenden Situationen, sei es bei der Arbeit, im Alltag oder im Familienleben zurechtkommt. Begleitet durch Entspannungsübungen und Zeit für sich selbst, können oft in wenigen Schritten große Erfolge erzielt werden.

Machen wir uns an dieser Stelle noch einmal bewusst, was Stoffwechsel, vereinfacht ausgedrückt, bedeutet: Es ist die Fähigkeit des Körpers, aufgenommene Nahrung und Umgebungsluft in den einzelnen Körperzellen so umzuwandeln, dass Leben entsteht. Damit sind auch die beiden Faktoren qualifiziert – Ernährung und Bewegung –, die den Haupteinfluss auf unsere Stoffwechselleistungsfähigkeit definieren. Bisher waren dafür die aufgenommenen Kalorien und die Bausteine Eiweiß, Kohlenhydrate und Fette die vorherrschenden in der Gesellschaft betrachteten Faktoren. Zum besseren Verständnis dürfen jedoch, wie bereits beschrieben, über die Wirkung von Nahrungsmittel auf unsere Gesundheit, nicht nur die einzelnen Nahrungsbestandteile betrachtet werden, sondern auch deren Herstellungsprozess. Das Climate Service Center, eine Einrichtung des Helmholtz-Zentrums in Geesthacht beschreibt dazu, unter der Überschrift „Das Stickstoff-Dilemma", Folgendes:

## Das Stickstoff-Dilemma[13]

*Die Lösung eines Problems zu Beginn des 20. Jahrhunderts beschwor am Anfang des 21. Jahrhundert ein neues Problem herauf. Mit dem 1920 entwickelten Haber-Bosch-Verfahren konnte erstmals preisgünstiger Stickstoffdünger in großer Menge in der Landwirtschaft eingesetzt werden – zum Wohle der Menschheit. Allerdings führte die nun massiv einsetzende Stickstoffdüngung zu großen Mengen reaktiven Stickstoffs mit weitreichenden negativen Auswirkungen für Mensch, Tiere und Umwelt. Stickstoff ist in der Erdatmosphäre reichlich vorhanden, allerdings nur in der relativ reaktionsträgen Form des DI-Stickstoffs ($N_2$). Damit Pflanzen und Tiere Stickstoff nutzen können, brauchen sie es in einer der reaktiven Formen. Diese Formen von Stickstoff sind: Ammoniak ($NH_3$), Ammonium ($NH_4$), Nitrat ($NO_3$-), gasförmige Stickoxide (NOx), Di-Stickstoffoxid ($N_2O$) und viele andere organische und anorganische Stickstoffverbindungen. Diese Stickstoffformen werden als „reaktiver Stickstoff" (Nr) bezeichnet und sind in der Regel in der natürlichen Umwelt knapp. Doch das hat sich mit Beginn der intensiven Stickstoffdüngung grundlegend geändert.*

*Am Ende des neunzehnten Jahrhunderts wurde der Stickstoffdünger für die landwirtschaftliche Produktion in Form von Salpeter und Guano aus fossilen Quellen abgebaut. Diese Quellen gingen zur gleichen Zeit zur Neige, in der das Bevölkerungswachstum begann, stark anzusteigen. Dadurch wurde es dringend nötig, große Mengen von Nr aus anderen Quellen zu erschließen. Nur so war die Landwirtschaft in der Lage, den stark wachsenden Nahrungsmittelbedarf zu befriedigen. Dieses war das Stickstoffproblem zu Beginn des 20. Jahrhunderts.*

*Im Jahr 1908 entwickelte der deutsche Chemiker Fritz Haber ein effizientes Verfahren zur direkten Synthese von Ammoniak aus seinen Bestandteilen, namentlich Di-Stickstoff ($N_2$) und Wasserstoff*

---

[13] http://www.climate-service-center.de/032023/index_0032023.html.de

*(Haber 1920). Weiterentwicklungen des Verfahrens durch Carl Bosch machte die chemische Produktion von Nr auch im industriellen Maßstab wirtschaftlich. Dies trug dazu bei, das drängende Ernährungsproblem zu lösen. In den 1950er Jahren hatte das Haber-Bosch-Verfahren die fossilen Reserven als die wichtigste Quelle für reaktiven Stickstoff ersetzt. Die Auswirkungen dieser Innovation führten zu einem weiteren erheblichen Bevölkerungswachstum und zu einer bis heute andauernden Verbesserung der Lebensqualität für Viele.*

*Die Lösung des Nahrungsmittelproblems zu Beginn des 20. Jahrhunderts hatte jedoch zu einem weiteren Problem an der Wende des 21. Jahrhunderts geführt, das zu jener Zeit nicht vorhersehbar gewesen war. Durch die exzessive Verwendung von Stickstoffdünger in der Landwirtschaft gibt es mittlerweile einen Überschuss von Nr in der Umwelt mit weitreichenden Folgen. Diese reichen von Nitratbelastung der Gewässer, über Bodenversauerung, reduzierter Biodiversität bis zu Emissionen von Ammoniak und Lachgas in die Atmosphäre, die sich negativ auf die Gesundheit auswirken. Menschliche Aktivitäten haben somit den Stickstoffkreislauf erheblich verändert.*

So kann generell bei Dünger zwischen organischen Stickstoffverbindungen, die Naturdünger genannt werden, und Kunstdünger, die Mineraldünger genannt werden, unterschieden werden. Jährlich werden über 120 Millionen Tonnen Kunstdünger in der intensiven Landwirtschaft eingesetzt, umgewandelt in die reaktive Form. Vereinfacht ausgedrückt führt die starke Überdüngung der Felder nicht nur für den direkten Lebensmittelanbau, sondern auch aufgrund des intensiven Bedarfs an Tierfutter dazu, dass natürlicher Humus und der Erdorganismus immer stärker geschädigt werden und die Nährstoffe durch künstlichen Dünger ersetzt werden müssen. Dass dies auf Dauer nicht möglich ist und weltweit fundamentale Schäden verursacht, ist zwar vielen Politikern klar, aber wie so oft ist eine Veränderung schwer durchführbar. Wir wissen, dass das Abbauprodukt der Stickstoffverbindungen und des Kunstdüngers Nitrate sind, die im Boden zu Nitrit umgewandelt werden.

In Wikipedia wird unter Nitrate – Gesundheitliche Bedeutung[14] folgender Sachverhalt beschrieben: *Die Ursache für gesundheitliche Risiken liegt in der Gefahr einer Reduktion des Nitrats zu Nitrit und der Bildung von krebserregenden Nitrosaminen. Eine solche Umwandlung findet zum einen im Darm durch entsprechende Bakterien statt, zum anderen können auch die Speicheldrüsen über den Blutweg angeschwemmtes Nitrat reduzieren. Die Darmflora kann Nitrit bildende Bakterien enthalten. Das entstehende Nitrit oxidiert das Hämoglobin zu Methämoglobin, welches der Mensch aufgrund nicht ausgereifter Reduktionskapazität nicht wieder zu Hämoglobin rückreduzieren kann, so dass ein Mensch von innen erstickt. Auch bei Wiederkäuern besteht durch Nitratreduktion im Pansen eine akute Gefahr der Nitritbildung. Hier werden sogar Nitratkonzentrationen über 20 mg/l im Trinkwasser als schädlich betrachtet. Der aktuelle Grenzwert für $NO_3^-$ in Trinkwasser liegt laut der deutschen Trinkwasserverordnung bei 50 mg/l.*

Damit schließt sich der Kreis. Einer der entscheidenden Faktoren für die schlechtere Aufnahme des Sauerstoffs in den Zellen ist die Qualität unserer Obst- und Gemüsesorten, die wir täglich essen. Natürlich haben wir von belasteten Böden, Umweltschäden und exzessiver Überdüngung gehört, aber die Auswirkungen davon sind uns nicht wirklich geläufig. Eine schlechtere Sauerstoffversorgung durch das sich vermehrt bildende Methämoglobin, das zwar Sauerstoff aufnimmt, aber nicht an die Zellen abgibt, hat nicht nur massive Auswirkungen auf das Körpergewicht und erschwert den Abnehmprozess, sondern darin sind auch viele Risikofaktoren für stark zunehmende Krankheiten in der Gesellschaft verwurzelt. Heute

---

[14] http://de.wikipedia.org/wiki/Nitrate

sterben etwas mehr als 25 Prozent aller Menschen an Krebs. Es ist allgemein bekannt, dass Krebszellen kaum Sauerstoff verwerten bzw. dass ihnen über einen längeren Zeitraum zu wenig Sauerstoff zugeführt wurde. Sie sind gierig nach Zucker. Die Verbindung zu den großen Herz-Kreislauf-Erkrankungen, Herzinfarkt und Schlaganfall sowie Krebs ist damit nicht unbegründet.

## Lebensmittelgewinnung

Mit Lebensmitteln lässt sich viel Geld verdienen. So standen die Gründer der bekanntesten Discounter noch in den 60er Jahren in ihren kleinen Lebensmittelläden und haben selbst verkauft. 20 Jahre später waren die gleichen Personen Milliardäre und gehören heute zu den reichsten Menschen der Erde. Es sei ihnen gegönnt, aber wie konnte dieser Reichtum in so kurzer Zeit realisiert werden? Ganz einfach, die Idee, die hinter diesem unglaublichen wirtschaftlichen Erfolg steckt, lautet, Lebensmittel muss man billiger als die Konkurrenz verkaufen. Das, was unter großem publiziertem Aufwand und unter Einsatz geschickter Marketingstrategien (die Qualität ist die gleiche) erklärt wurde, hieß: „Es wird einfach besser gespart als anderswo." Es wird auf Verkaufspersonal verzichtet, die Ware wird weder ausgepackt noch schön dekoriert, der Kunde nimmt sich die Packungen selbst aus dem Regal und die Kassiererinnen sind besser geschult als bei der Konkurrenz. All dies spart Kosten. Die Einsparungen werden an die Verbraucher weitergegeben. Aber einmal Hand aufs Herz, reicht das wirklich aus, um deutlich günstiger als die Konkurrenz zu sein? Jeder Geschäftsmann weiß, dass ein reduzierter Preis die Margen drückt und damit der Gewinn schrumpft.

Discounter sparen, aber der Reichtum kommt aus einer anderen Quelle. Der Startschuss dafür wurde schon vor etwa einhundert Jahren gelegt, als eine Firma, die heute unter dem Namen Coca Cola weltweit bekannt ist, erkannt hat, dass

Geschmack künstlich herstellbar ist. Unter Verwendung des Rohstoffes Erdöl lassen sich über verschiedene Aufspaltungsprozesse und chemische Veränderungen ganz individuelle Geschmacksrichtungen herstellen. Auf diese Art können Süßstoffe kreiert werden, die bis zu 300 Mal intensiver süßen als herkömmlicher Haushaltszucker. So konnte Coca Cola durch das Mischen verschiedener künstlicher Geschmacksstoffe ein Getränk herstellen, das in der Natur nicht vorkommt, das deutlich süßer ist als jeder natürliche Saft, eine eigenartige Farbe hat und geschmacklich einzigartig erscheint. Der Siegeszug des schwarzen Gebräus war geboren. Wirtschaftlich hatte dies viele Vorteile. Das Getränk konnte mit einer einzigartigen Aromenkombination patentiert werden. Durch die Kombination von ungefähr 100 synthetischen Aromastoffen konnte die Konkurrenz das Getränk schwer kopieren. Aber das Wichtigste war, dass die Herstellung mittels Aromen unglaublich billig ist; sie liegt im Cent-Bereich. Alles, was für den wirtschaftlichen Erfolg notwendig ist, war damit gegeben. Eine einzigartige patentierte Geschmacksrichtung, schwer kopierbar und zu einem Spottpreis herstellbar. Auf diese Weise war genug Geld vorhanden, um mit einem unglaublichen Werbeaufwand das Produkt bekannt zu machen.

Schon 1910 entwickelten Chemiker wie Julius Maggi oder Georg Hipp Lebensmittel auf die gleiche Weise. Ihre Absicht, zumindest im Fall von Julius Maggi, war seinerzeit jedoch noch etwas idealistischer. Maggi wollte etwas für die unterernährten Arbeiterfamilien tun. An dieses Prinzip, das aber nun für die Grundversorgung nicht mehr notwendig war, haben sich Ende der 60er Jahre die Lebensmittelhersteller erinnert. Warum sollte es nicht möglich sein, Nahrungsmittel synthetisch herzustellen? Heute gibt es 40 000 Aromen, Farb- und Duftstoffe, die es ermöglichen, jeden beliebigen Geschmack in Farbe, Konsistenz und Haltbarkeit zu designen. Aber das Wichtigste ist, die Herstellung kostet kaum Geld; dadurch kann ein Produkt wie ein Kuchen, eine Pizza, eine Suppe, einfach alles, was in Packungen, Tüten und Dosen verpackt wird, unglaublich billig an den Kunden gebracht werden. Auf diese Weise hat ein Produkt aus dem Supermarkt oft eine Marge von 1000 Prozent. Damit lässt sich richtig gut Geld verdienen. Dem Verbraucher wird man das nicht erzählen. Ganz im Gegenteil. Er soll das Gefühl haben, alle Nahrungsmittel werden einer strengen Kontrolle unterzogen; deshalb wird keine Mühe gescheut, dem Verbraucher zu vermitteln, es gäbe Überwachungsbehörden und strenge Vorschriften im Lebensmittelbereich. So glauben die meisten Bürger, dass auf den Etiketten die Inhaltsstoffe genau aufgelistet seien und allein deshalb Betrug keine Chance hätte. Doch da ist die Vorstellung von der Praxis weit entfernt. In mehreren Urteilen wies der europäische Gerichtshof (zuletzt 2006) Klagen verschiedener Verbraucherschützer zurück, in welchen eine Offenlegung der Inhaltsstoffe von diversen Produkten gefordert wurde. Mit dem Verweis der Bewahrung von Firmengeheimnissen erlitten Kläger regelmäßig Niederlagen. Unter Achtung der internen Firmengeheimnisse muss kein Hersteller veröffentlichen, welche Inhaltsstoffe er in seinen Nahrungsmitteln verwendet. Hersteller wie Sanofi, Bayer, Hoffmann La Roche, NutraSweet, um nur einige zu nennen, haben viel zu viel Einfluss auf den Gesetzgeber, als dass sich hier in absehbarer Zeit etwas ändern würde. Zu viele hochrangige Politiker sitzen in Aufsichtsräten der weltweit agierenden Konzerne. Wenn Sie das nächste Mal einen Supermarkt betreten und sich die endlosen Reihen an Tüten, Päckchen und Dosen betrachten, können Sie sich bewusst machen, dass niemand außer dem Hersteller selbst weiß, was in den einzelnen Produkten wirklich an Inhalt verborgen ist.

Alle Produkte müssen jedoch drei Aufgaben erfüllen. Die verkaufte Ware muss toll schmecken, über viele Monate haltbar sein und in der Herstellung wenig kosten. Denn bei großen Mengen macht jeder Cent an höheren Herstellungskosten am

Ende ein Vermögen aus. Also muss die Ware denaturiert werden oder, mit anderen Worten, es muss das Natürliche aus dem Produkt verschwinden. Denn Natur ist Leben und alles, was lebt, verdirbt nach einigen Tagen. So tauchen die für unseren Körper so wichtigen, in der Natur vorhandenen, ungesättigten Fettsäuren in einem Supermarktpäckchen kaum noch auf. Denn das würde zum Verderben der Ware führen. Was aber nicht heißt, dass nicht mit Aussagen wie „reich an ungesättigten Fettsäuren" geworben wird. Nachprüfen wird und kann das kaum jemand. Allein in Deutschland werden jährlich für die Bewerbung von Supermarktprodukten 30 Milliarden Euro ausgegeben. Das Gesamtbudget der Verbraucherverbände hingegen liegt bei kümmerlichen 10 Millionen Euro. Da kann der Verbraucherschutzverband Hessen, nach ausführlichen Tests zwar fordern, dass 80 Prozent aller Gummibärchen und Weichgummiware wegen schwerer gesundheitlicher Schädigungen vom Markt genommen werden müssen; gegen Prominente, die zur besten Sendezeit Bärchen verspeisen, kommen die Verbraucherschützer aber nicht an. Politischer Schutz kann sowieso nicht erwartet werden.

So schreibt der Autor Hans-Ulrich Grimm in seinem Buch „Die Suppe lügt"[15], dass in einer Rindersuppe eines Markenherstellers auf 10 Liter Suppe ein Anteil von einem Gramm Rind enthalten ist. Dieser Anteil reicht aus, um den Begriff Rindersuppe mit „hohem Rindanteil" verwenden zu dürfen. Es ist alles nur eine Frage der Betrachtungsweise. Der Verbraucher wird mit diesen Themen natürlich nicht konfrontiert. Er sieht die heile Welt Vertrauen schaffender Nahrungsmittel im Fernsehen, wo sich Firmengründer persönlich für die Qualität verbürgen und wo sich bekannte Persönlichkeiten – fürstlich honoriert – für ein Produkt einsetzen. Der Glaube des Bürgers, der Staat würde über die Fertigung der Lebensmittel wachen und besonders

---

[15] Hans-Ulrich Grimm, Die Suppe lügt, Verlag, Droemer Knaur (1999)

sorgfältig aufpassen, ist weit verbreitet. Zu unglaublich ist die Vorstellung, dass niemand genau weiß, was sich in der Tiefkühlpizza, der Tütensuppe, den Keksen oder der Fischdose befindet, die man gern verspeist, und dass dies nicht deklariert werden muss. Skeptisch müsste man eigentlich schon werden, wenn man die kleine Zahl der Beamten sieht, die für die Lebensmittelüberwachung zuständig ist, und dies ins Verhältnis zur Menge der Nahrungsmittelprodukte im Handel setzt.

Häufig wird auch von den strengen Etikettiervorschriften bei Nahrungsmitteln berichtet, um so für das Vertrauen der Bürger in die Kontrolle bei der Überwachung zu werben. Dass allerdings nur geregelt ist, an welcher Stelle auf dem Etikett was und in welcher Größe zu stehen hat, wird dabei nicht genau erläutert. So müssen zwar die Kalorien und der Fettanteil, Eiweiß und Kohlenhydrate in Bezug auf eine gewisse Menge des Produktes angegeben sein, doch woraus das Produkt überhaupt besteht, wird daraus nicht ersichtlich. Muss es ja auch nicht. Immerhin handelt es sich hier um peinlich bewahrte Betriebsgeheimnisse. 95 Prozent der Mitarbeiter, die in der jeweiligen Produktion eines Nahrungsmittelherstellers arbeiten, wissen auch nicht, was sie zusammenmischen. Noch nicht einmal die meisten Bäcker wissen, was sie wirklich verwenden, wenn sie ihre gekauften Teigmischungen in die Maschine schütten. Das Einzige, was auf dem Etikett stehen muss, ist der Ausdruck „Aromen". Doch verstehen tut das kaum einer. Mit Erfolg haben es die großen Firmen geschafft, dass der Begriff „künstlich" vermieden wird, denn das würde sich schlechter verkaufen. Welche Aromen im Produkt vorkommen, wie viele und in welcher Zusammensetzung, muss nicht beschrieben werden. Während Aromen in der Regel in den Labors der großen Chemiegiganten hergestellt werden, häufig aus Erdöl, findet der Verbraucher oft auch den Begriff „naturidentische Aromen". Das klingt eigentlich ganz unbedenklich. Was es bedeutet, weiß allerdings kaum einer. Verdeutlichen wir uns zum besseren Verständnis die Produktion eines Lebensmittels an einem einfachen gängigen Beispiel:

Stellen Sie sich vor, Sie und ich wären ein Nahrungsmittelhersteller und möchten ein neues Produkt auf den Markt bringen. Unsere Recherche zeigt, dass es eine Marktlücke für einen Kuchen im unteren Preissegment gibt. In dem Wunsch, diese Marktlücke zu füllen, beauftragen wir ein Marktforschungsinstitut damit herauszufinden, welche Geschmacksrichtung und Form bzw. Farbe für den Kuchen am besten ankommen. Danach vereinbaren wir einen Termin mit einem Hersteller synthetischer Nahrungsmittel. Wir teilen diesem unseren Wunsch mit und berichten von den Ergebnissen der Marktforschung. Gehen wir davon aus, das Institut hat ermittelt, dass die Menschen gern einen Kastenkuchen mit Schokoüberzug essen würden, der innen goldgelb ist und eine vorherrschende Geschmacksrichtung von nussig-zimtig hat. Nun legt uns das aufgesuchte Unternehmen Farbkarten vor, ganz so, als ob Sie zu Hause Ihre Wände streichen möchten. Aus diesen Farbkarten wählen wir anhand der Ergebnisse des Marktforschungsinstitutes die geeignete goldgelbe Farbe aus. Als nächstes setzen wir uns mit den Konsistenzmöglichkeiten auseinander. Soll der aufgeschnittene Kuchen eher grobkörniger oder feiner sein, sollen sich darin noch ganze Nussstückchen befinden, ist jetzt die entscheidende Frage. Nachdem wir uns für die Details entschieden haben, werden wir vom Hersteller mit flüssigen, kleinen Tröpfchen versorgt, wodurch wir in der Lage sind, den Geschmack des späteren Kuchens testen zu können. Wenn die Mixtur irgendwann abgeschlossen ist, fehlt allerdings noch eines. Wir haben noch keinen wirklichen Kuchen. Dazu benötigen wir noch einen entsprechenden Füllstoff. Und wissen Sie, welches der weltweit am meisten eingesetzte Füllstoff in der Nahrungsmittelindustrie ist?

Gereinigter, getrockneter Klärschlamm! Dieser wird in Briketts, nach einem chemischen Reinigungsverfahren getrocknet, in die Nahrungsmittelindustrie geliefert. Der am zweithäufigsten eingesetzte Füllstoff besteht aus Sägespänen. Auch dieser wird gern in der Nahrungsmittelindustrie verwendet. In gewisser Weise sind das ja auch natürliche Produkte. Der gewählte Füllstoff spielt für das Nahrungsmittel keine allzu wichtige Rolle, es ist nur entscheidend, dass er so gut wie nichts kostet. Die Intensität der Aromen ist so stark, dass der eigentliche Füllstoffgeschmack locker übertüncht wird. Nun wird der Klärschlamm mit den Aromen und Farbstoffen vermischt (ähnlich wie in einer Betonmaschine). Die angeblichen Nussstückchen bestehen aus Pilzkulturen, die schnell wachsend in Treibhäusern mit geringem Aufwand gezüchtet werden. Im Kuchen merkt das kaum einer, es sorgt aber für das Gefühl von natürlichen Zugaben. Die Masse wird in Form gebracht und mit einer schwarz eingefärbten Glasur überzogen. Schon ist der Kastenkuchen fertig und sieht zum Anbeißen lecker aus und er schmeckt auch lecker.

Als Nächstes kommt die Marketingabteilung zum Einsatz. Auch hier wird wieder auf umfangreiche Marktforschungsergebnisse zurückgegriffen. Gehen wir in diesem Beispiel davon aus, dass die Marketingstrategen entdeckt haben, dass die Menschen besonders auf natürliche Lebensmittel aus traditioneller Herstellung Wert legen. Darauf wird die Marketingstrategie für diesen Kuchen ausgerichtet. Die Werbeagentur wählt ein Modell aus, das eine sympathische, grauhaarige Großmutter symbolisiert. Nennen wir sie Oma Käthe. Sie wird fotografiert und auf der Verpackung mit der Aussage abgebildet: „Dies ist mein Schokoladenkuchen nach einem über Generationen übermittelten geheimen Rezept." Schon ist das Produkt fertig und kann in den Verkauf gehen. Sie glauben das nicht? Doch, fast alle Produkte, die Sie in Packungen, Dosen oder Tüten im Supermarkt erwerben, haben eine ähnliche Herstellungsprozedur hinter sich. Die Inhaltsstoffe variieren, aber das Prinzip ist immer das Gleiche.

Für die Industrie hat das viele Vorteile. Erst mal ist der Herstellungsprozess eminent günstig; wird jetzt der Kuchen für beispielsweise 3,99 Euro in den Regalen verkauft, so ist das günstiger, als wenn die Hausfrau ihn selbst backen würde und trotzdem liegt der Herstellungspreis bei einem geringen Centbetrag. Damit ist eine Spanne von über 1000 Prozent erreicht, was die Grundlage für sehr gute Geschäfte darstellt. Die fast unbegrenzte Haltbarkeit, der immer gleiche Geschmack und das gleiche Aussehen, die planbare Produktion und die einfache Logistik sind weitere Vorteile, die zum Geschäftserfolg beitragen. Sie meinen, wir übertreiben? Hier ist ein weiteres Beispiel, das im Fernsehsender ZDFneo als Versuch zelebriert wurde.

Um herauszufinden, ob es möglich ist, den Geschmack eines erstklassigen Weines nachzubauen, wurde in der Sendung ein Experiment vollzogen. Es wurde ein von der Fachwelt anerkannter Spitzenwein ausgewählt und ein erfahrener Sommelier[16] gebeten, sich für ein Experiment zur Verfügung zu stellen. Dann hat man ein Lebensmittellabor aufgesucht und beauftragt, den Geschmack des Spitzenweines nachzubauen. Das Labor gab sein Bestes. Nach einiger Zeit konnten die Reporter eine kleine Tablette abholen, die den Geschmack des Weines beinhaltete. Die Tablette musste in einer fest vorgegebenen Wassermenge gelöst werden. Der Sommelier hatte nun die Aufgabe, den Spitzenwein von dem nachgebauten Wein zu unterscheiden, natürlich mit verbundenen Augen, um weitere Bewertungsmerkmale auszuschließen. Der Bericht war faszinierend. Es gelang dem Sommelier zunächst nicht, herauszufinden, welches der Spitzenwein und welches das nachgebaute Produkt war. Erst nach ca. fünf Minuten Probezeit legte der Sommelier sich langsam fest. Nach elf Minuten war er sich seiner Sache sicher und identifizierte eindeutig das Glas mit dem nachgebauten Produkt. Es hatte im Lauf der Zeit einen metallischen, plastischen Ge-

---

[16] Sommelier/Sommelière: Fachmann für Weine

schmack gebildet, berichtete der Sommelier, was es ihm erleichterte, den nachgebauten Wein zu lokalisieren.

Viele Geschmacksvergleiche zeigen, dass die nachgebauten Produkte aus dem Supermarkt häufig besser schmecken als die natürlichen. Sie halten zumindest den Vergleichen regelmäßig stand. Jedes Produkt, das es in die Regale des Supermarkts schafft, wurde vorher ausführlichen Geschmackstests unterzogen. Dabei gibt man sich nicht nur mit dem Geschmack zufrieden. Die Feuchtigkeit, die Farbe, die Konsistenz – all dies wird sorgfältig berücksichtigt. Ein selbst hergestellter Lebkuchen kann halt nach ein paar Tagen trocken werden oder zu schimmeln beginnen. Der Lebkuchen aus dem Supermarkt nicht. Dieser bleibt, verpackt, gleich feucht und kann unter Umständen noch nach Wochen und Monaten ohne Geschmacksverlust verzehrt werden. Besonders Kinder schätzen Geschmacksintensität. Es wird nichts dem Zufall überlassen. Ganz im Gegenteil, durch den Einsatz der Aromen ist häufig der Geschmack eines industriell gefertigten Produktes intensiver, was dazu führt, dass der natürliche Geschmack eines Nahrungsmittels oft als langweilig empfunden wird.

Ist das nicht faszinierend? Nun könnte man der Ansicht sein, es sei doch nichts dabei, wenn es möglich ist, Spitzenqualität durch einfache Methoden industriell zu fertigen und damit für jeden erschwinglich zugänglich zu machen. Dem Argument ist auch nichts entgegenzusetzen, wenn dem keine gesundheitlichen Auswirkungen entgegenstünden. Schauen wir uns doch dazu die beschriebenen Geschmacksträger, die als Aromastoffe bezeichnet werden, einmal genauer an. Greifen wir hierzu exemplarisch die beiden wichtigsten heraus. Zum Beispiel Natriumnitrat (E251) und Kaliumnitrat (E252), die am häufigsten als Konservierungsmittel eingesetzt werden. Zum Beispiel zum Pökeln von Fleisch und Wurstwaren. Was sind deren Vorzüge? Sie verhindern die Bildung aerober Keime. Dies bedeutet, es soll keine Sauerstoffverbindung eingegangen werden, denn das würde zur Oxidation und damit zum Abbau- und Fäulnisprozess führen, die Produkte wären nicht so lange haltbar. Aber was haben wir gelernt, wozu Nitrate im Blutkreislauf führen? Sie bilden Methämoglobin, das zwar Sauerstoff aufnimmt, aber nicht wieder an die Zellen abgibt. Man könnte an dieser Stelle unzählige weitere Beispiele aufführen, jedoch wird eines klar, wir haben es geschafft, dass heute Nahrungsmittel im Überfluss vorhanden sind. Letztendlich freuen wir uns über diesen Umstand und würden ungern darauf verzichten. Auf der anderen Seite sind die meisten Lebensmittel, die im Supermarkt oder im Großhandel eingekauft werden, nur schwer biologisch für den menschlichen Organismus verfügbar zu machen. Es ist klar, wenn wir an das Beispiel des Kuchens von Oma Käthe denken, dass wir damit nicht allzu hochwertige Nahrung zu uns nehmen. Ganz im Gegenteil, es werden zwar Magensäfte und Verdauungshormone aktiviert, aber es kommen nicht wirklich verwertbare Nährstoffe im Organismus an. Dies führt unweigerlich zu weiteren Gelüsten nach gleichen oder ähnlichen Produkten, denn einmal aktivierte Verdauungssäfte möchten natürlich befriedigt werden. Im Nahrungsmittelhandel gibt es eine vorherrschende Maxime, das ist der günstige Preis bzw. das Preisdiktat. Viele Hersteller weltweit können ein Klagelied darüber anstimmen. Wir betreten den Supermarkt, sehen das frische Obst und Gemüse, welches jedoch unglaublich nitratbelastet ist oder noch nie eine Erde gesehen hat (werden in Holzwolle gezogen), wir schieben unseren Einkaufswagen durch die unzähligen Regale mit wunderschön aussehenden Produkten, die synthetisch hergestellt sind und werfen einen Blick in die Tiefkühlfächer, wo tolle Bilder von appetitlich hergerichteten Tellern zu sehen sind. Die Produkte dahinter enthalten jedoch keine Nährstoffe. Das Einkaufserlebnis ist aber perfekt inszeniert, alle Produkte werden optimal beleuchtet und Plakate sowie Aufsteller suggerieren frische und natürlich Ware.

## Ernährung und Gesundheit

Vielleicht stellen Sie sich nun die Frage: Was darf man überhaupt noch essen bzw. wie soll man sich ernähren? Letztendlich sind in irgendeiner Form ja alle Nahrungsmittel, die wir heute zu uns nehmen und im Supermarkt einkaufen, industriell gefertigt. Im Laufe der vielen tausend Messungen und Ernährungscoachings, die wir in etlichen Instituten durchgeführt haben, konnten wir sehr gut erkennen, mit welchen Ernährungsempfehlungen sich die Stoffwechselsituation messbar verändern lässt. In der Regel zeigt sich bei 80 Prozent aller unserer Probanden bei den Erstmessungen, dass sie hauptsächlich Zucker verstoffwechseln. Dies bedeutet, sie gewinnen ihre Energie zu 80 bis 90 Prozent aus Kohlenhydraten und nur zu 10 bis 20 Prozent aus Fetten (die Wissenschaft geht davon aus, dass der Mensch in Ruhebedingungen seine Energie zu ca. 75 Prozent aus Fetten und zu 25 Prozent aus Zucker bezieht). Das hat zur Folge, dass man sich in einem ständigen Stadium der Gewichtszunahme befindet. Im Laufe der Zeit zeigt die Waage immer mehr an oder zumindest nicht weniger.

Wie eingangs in diesem Buch bereits beschrieben, haben wir im Laufe der Jahre alle am Markt gängigen Ernährungskonzepte überprüft. Bis wir eines Tages auf die Ernährungsphilosophie von Hildegard von Bingen, die traditionelle chinesische Medizin (TCM) und die Ayurveda-Lehre stießen. Damit zeigten sich schnell phänomenale Veränderungen bei den Messungen. Schon knapp eine Woche der Ernährungsumstellung hatte dazu geführt, dass die Probanden plötzlich zu 80 Prozent ihrer Energie aus der Verbrennung der Fettdepots gewannen und nur zu 10 bis 20 Prozent aus der Zuckerverstoffwechslung. Das ist der Zustand, mit dem man dauerhaft Gewicht verliert und in dem sich die Menschen am wohlsten, aktivsten und leistungsfähigsten fühlen. Was haben diese Ernährungs-Philosophien gemeinsam?

Die Schöpfung liefert zu jeder Zeit an jedem Ort genau die Lebensmittel, die für die Menschen am bekömmlichsten sind. Mit diesem Satz ist letztendlich alles ausgedrückt. Es bedeutet nicht, dass wir hier in Mitteleuropa von der Schöpfung benachteiligt wurden, weil bei uns keine Südfrüchte wachsen. Melonen, Orangen, Ananas, Papayas, um nur einige zu nennen, wachsen unter hoher Sonneneinstrahlung und entwickeln dadurch einen hohen Wassergehalt. Nach der Ernährungslehre der traditionellen chinesischen Medizin wirken sie dadurch thermisch kühlend. Dies bedeutet, sie senken die Körpertemperatur bei hohen Temperaturen und wirken regulierend auf den menschlichen Stoffwechsel. Bei 30/35 Grad Außentemperatur fühlt man sich damit wohl, bei Temperaturen von 5 oder 10 Grad ist die Ernährung mit Südfrüchten eher kontraproduktiv. Der Körper kühlt aus und gleichzeitig kommt es zu einem signifikanten Anstieg bei der Zuckerverstoffwechslung. Dass Zitrusfrüchte Erkältungen vorbeugen, stimmt deshalb eher nicht. Unsere Erfahrung zeigt, dass man nicht pauschal von einer richtigen oder falschen Ernährung sprechen kann. Es geht vielmehr darum, sich in den natürlichen Ernährungskreislauf einzufügen. Je mehr die von uns getesteten Klienten sich auf dies eingelassen haben, umso größer waren die Erfolge. Beobachten wir an dieser Stelle die Schöpfung, sprich die Natur, auf dieser Erde. Dann können wir beobachten, dass es Völker gibt, die sich historisch bedingt hauptsächlich von Getreide und Gemüseanbau ernähren, damit sehr gut zurechtkommen und sich bester Gesundheit erfreuen. Auf der anderen Seite sehen wir bei den Eskimos, dass sie sich fast ausschließlich von Fisch, also Eiweiß, und so gut wie gar nicht von Kohlenhydraten ernähren. Ein anderes Beispiel wären die Massai, die sich als afrikanisches Eingeborenenvolk seit Jahrtausenden von Ziegenblut, der Milch der Ziege und deren Fleisch ernähren. Wir konnten in den letzten Jahrzehnten beobachten und über Studien auch gut herausstellen, dass die Naturvölker, solange sie sich in ihren traditionellen Lebensgewohnheiten bewegten, sich in der Regel bester Gesundheit erfreuten. Sobald die industrielle Nahrungsherstellung jedoch den Lebensraum einnahm und die alten Lebens- und Ernährungsgewohnheiten verdrängte, kam es plötzlich zu Übergewicht und parallel tauchten die klassischen Stoffwechselerkrankungen auf, die mit hohen Blutdruck- und Cholesterinwerten und einem vermehrten Aufkommen von Herzinfarkten, Krebserkrankungen und Schlaganfällen in Erscheinung treten. Unsere zahlreichen Tests haben ergeben, dass die Natürlichkeit der Lebensmittel im Stoffwechselgeschehen des Körpers den entscheidenden Unterschied ausmacht. Wie im Kapitel vorher beschrieben, ist dies auch allzu einleuchtend. Denn solange wir unserem Körper hauptsächlich Farbstoffe, Konservierungsstoffe und chemische Produkte in Form von Nahrungsmitteln zuführen, können diese vom Körper nicht wirklich verwertet und umgesetzt werden. Zurück bleibt neben toxischen Belastungen das ständige Verlangen nach weiterer Nahrung, was zu Übergewicht und Krankheit führt, wenn man ihm nachgibt. An einem Beispiel lässt sich dies gut darstellen. Ein begehrtes Knabberprodukt sind Kartoffelchips, die zu Tonnen gekauft und beim Fernsehen verzehrt werden. Schneiden wir hingegen eine Kartoffel in feine Scheiben, trocknen sie im Backofen bei niedriger Temperatur und würzen sie im Anschluss mit Salz, Paprika und je nach Vorliebe mit Curry-Gewürzen, dann haben wir auch Kartoffelchips, die sehr gut schmecken, aber auf den Stoffwechsel eine messbar andere Reaktion ausüben. Diese Tests haben wir mit zahlreichen Produkten und unzähligen Messungen durchgeführt und immer wieder die gleichen Erfahrungen sammeln dürfen.

## Die Funktion einer Zelle

Betrachten wir zum besseren Verständnis die Zelle noch einmal von der biochemischen Seite. Vereinfacht ausgedrückt ist eine Zelle oder die Funktion einer Zelle mit einer klassischen Haushaltsbatterie vergleichbar. Würden Sie die Batterie horizontal aufschneiden, dann würden Sie erkennen, dass sie im Inneren in zwei Kammern geteilt ist. In einer Kammer befindet sich eine Säure, in der anderen eine Base. Beide Stoffe sind mit ihren Polen plus oder minus verbunden. Solange die Säure und die Base durch die Kammern voneinander getrennt sind, lässt sich die Batterie relativ lange halten, ohne dass die Leistung eingeschränkt wird. Sobald jedoch mittels eines Leiters und integrierten Verbrauchers (Glühbirne), zum Beispiel eines Drahtes, der Plus- und der Minuspol miteinander verbunden werden, beginnen die Atome der Säure, die viele Elektronen haben, mit den Atomen der Basen, die wenig Elektronen haben, in Reaktion zu treten. Da das Atom mit den wenigen Elektronen die Kraft hat, weitere Elektronen am Kern zu binden, das Säure-Atom jedoch schon mit vielen Elektronen versorgt ist und zu wenig Kraft aufbringen kann, diese zu halten, kommt es zu einem Austausch der Elektronen, die dann den Begriff Ion erhalten. Dieser Austausch, der im Beispiel der Batterie über einen Draht erfolgt, nennt man nichts anderes als Spannung. Spannung erzeugt Strom, der Glühbirnen zum Brennen bringt oder das Bedienen batteriebetriebener Geräte ermöglicht. Zum Energiefluss und zur Gewinnung von Strom sind deshalb ein Säure- und ein Basenstoff vonnöten. Im Prinzip funktioniert so unsere komplette Elektrik im Haushalt.
Betrachten wir nun die menschliche Körperzelle. Sie besteht aus einem sauren Kern, dem sogenannten Nucleus, und einem basischen, den Kern umgebenden Zytoplasma. Die Zelle begrenzt die sogenannte Zellmembran. In dem Zytoplasma befinden sich die Kraftwerke, die als Mitochondrien bezeichnet

werden. Der Austausch des sauren Kerns und des basischen Zytoplasmas ergeben die Zellspannung. Nun hat die Natur vorgesehen, dass der Körper selbst Säuren produzieren kann, jedoch kaum Basen. Vom natürlichen Kreislauf ist vorgesehen, dass Basen von außen über die Nahrung aufgenommen werden. Häufig hört man noch die Aussagen, leider auch von Medizinern und anderen Fachleuten, dass Ernährung und Gesundheit nicht sonderlich viel gemeinsam hätten. Dies kann man getrost in das Reich der Märchen ablegen. Allein der Blick auf den biochemischen Ablauf einer Zelle lässt einen zu keiner anderen Schlussfolgerung kommen, als dass ausschließlich die Ernährung für die Gesundheit des Körpers von entscheidender Bedeutung ist. Machen wir uns noch einmal klar, was Stoffwechsel genau bedeutet und verwenden wir die Definition, die schon einige Male in diesem Buch gefallen ist: Stoffwechsel ist die Fähigkeit des Körpers, aufgenommene Nahrung und Umgebungsluft in einzelnen Körperzellen so umzuwandeln, dass Leben entsteht. Ersetzen wir hier den Begriff „Leben" durch „Zellspannung", dann wird einem klar, dass ausschließlich die Nahrung und die Luft für diesen biochemischen Ablauf verantwortlich sind. Deshalb ist es wichtig, sich klar zu machen, dass es bei der Ernährung nicht nur darum geht, besser auszusehen und schlanker zu sein, um vielleicht wieder in das geliebte Kleidungsstück zu passen, sondern dass es um unsere Gesundheit und Leistungsfähigkeit im täglichen Leben geht.

Dabei möchte ich an dieser Stelle noch einmal auf den Begriff Homöostase zurückkommen. Nach unserer Erfahrung zeigt es sich immer wieder, wie genial der menschliche Organismus aufgebaut ist. Trotz zahlreicher Forschungsarbeit kennen wir heute nur einen Bruchteil der körperlichen Funktionsfähigkeit. Milliarden von Abläufen in Bruchteilen von Sekunden sind so genial koordiniert, dass dies nach menschlichem Ermessen noch gar nicht komplett erfasst ist. Was wir jedoch bei unserer täglichen Arbeit sehen, ist, dass je mehr wir auf den natürlichen Kreislauf der körpereigenen Selbstregulation vertrauen, umso besser werden die Messergebnisse und umso besser entwickeln sich auch andere Gesundheitsparameter, zum Beispiel die Blutwerte. So berichten uns fast alle gecoachten Personen, dass zwar das Anfangsmotiv der Gewichtsverlust war, aber dass sie zwischenzeitlich erkannt haben, dass sie sich viel leistungsfähiger im Alltag fühlen, plötzlich in der Nacht durchschlafen und dass gesundheitliche Beschwerden, unter denen sie häufig seit Jahren litten, verschwunden sind und sogar negative Reizzustände bzw. Stimmungsschwankungen sich verbessert haben. Vielleicht merken Sie an dieser Stelle an, dass Sie sich sowieso zum überwiegenden Teil von Bioprodukten ernähren und sich deshalb auf dem richtigen Weg befinden.

Wenn Sie damit Bioprodukte aus dem Supermarkt meinen, dann müssen wir Sie leider enttäuschen. Bleiben wir bei dem Beispiel der Kartoffelchips. Während eine Kartoffel eine tatsächliche Kartoffel darstellt, ist der Kartoffelchip in der Regel ein Kartoffelpulver, das in Form gepresst wurde. Das Kartoffelpulver besteht neben einem Kartoffelanteil aus zahlreichen weiteren chemischen Produkten, die für die Produktion des Chips eingesetzt werden. Leider ist der Begriff „Bio" in keiner Weise geschützt. Die Supermärkte und Nahrungsmittelhersteller haben erkannt, dass sich Bioprodukte jedoch einer regen Nachfrage erfreuen. Also werden mit teils dubiosen Labels alle möglichen Nahrungsmittel als Bio zertifiziert und ausgewiesen, wobei keinerlei rechtliche Grundlage vorhanden ist, was ein Bioprodukt wirklich darstellt. Es gibt nur sehr wenige Siegel wie zum Beispiel Demeter, das seit Jahrzehnten am Markt ist und sich eigene strenge Ernährungs- und Produktionsrichtlinien auferlegt hat. Trotzdem ist es ein Unterschied: Auch das Bioprodukt bleibt ein industriell hergestelltes Nahrungsmittel. Es handelt sich nicht um eine tatsächliche Kartoffel; die hat man nur, wenn man die Kartoffel an sich in der Hand hält. Deshalb ist einer unserer entscheidenden Tipps für

Ihre Ernährung und die Auswirkung auf Ihre Gesundheit: Versuchen Sie so viele Gerichte wie möglich selbst herzustellen. Sie sollten sich vor dem Essen immer fragen, ob ein Produkt so von der Natur geliefert wurde, wie es vor Ihnen liegt? Wenn ja, können Sie es, richtig zubereitet, gerne verzehren. Im Laufe des Buches sind wir auf die Falle des Kalorienzählens eingegangen. Leider haben das Kalorienzählen und die Ernährung mit Industrieprodukten die Philosophie einer natürlichen Ernährungsweise verdrängt. Was jedoch bleibt, ist, wenn wir zu viel essen, auch von gesunden Produkten, werden wir natürlich an Körpergewicht zulegen. Wir müssen deshalb unser natürliches Sättigungsgefühl und den Rhythmus von Hunger und Sattsein wieder entdecken. Wenn wir heute die Ernährungsempfehlungen von Hildegard von Bingen betrachten, dann staunen wir oft und finden scheinbar Neues. Unsere Großeltern und deren Vorfahren würden sich jedoch die Frage stellen, was daran neu sein soll. Wir haben uns im vorherigen Kapitel damit beschäftigt, wie sich die Herstellung von Nahrungsmitteln in den letzten rund 50 Jahren entwickelt hat. Betrachten wir allerdings die letzten paar tausend Jahre, dann waren die Lebensmittelgewinnung und Zubereitung immer identisch. Es gab nur eine Ernährung nach saisonalen und regionalen Gesichtspunkten. Zwar versuchte man, die Ernte über den Winter zu lagern und zu konservieren, aber es gab keine Mikrowelle, keine Gefriertruhe und keinen modernen Herd. Wir wollen nicht sagen, Sie sollen wieder essen wie zu Großmutters Zeiten. Es geht uns vielmehr darum, dass Sie für sich einen Weg der Ernährung finden, mit dem Sie die Möglichkeiten unserer Zeit mit der Natürlichkeit früherer Zeiten verbinden – zum Wohl Ihrer Gesundheit. Letztendlich besteht der erste Schritt darin, ein Verständnis dafür zu entwickeln, wie Nährstoffe auf unseren Organismus wirken. Sie müssen dafür nicht darben und werden nicht das Gefühl haben, auf etwas zu verzichten.

## Ist das die Ursache von Krebs?

Zu Beginn des Buches sind wir darauf eingegangen, dass sich in den letzten Jahrzehnten die Herz-Kreislauf-Erkrankungen um ein Vielfaches erhöht haben und mit 50 Prozent den höchsten Anteil der Todesursachen stellen, gefolgt von 25 Prozent Krebs. Im Laufe der Jahre konnten wir bei unseren Coachings Erfahrungen sammeln und durften mit zahlreichen Menschen mit Herz-Kreislaufproblemen arbeiten. Dabei kann man den Vergleich mit den bereits beschriebenen Spitzensportlern getrost anstellen. Sie erinnern sich? Je erschöpfter eine menschliche Zelle ist, umso schlechter kann Sauerstoff aufgenommen werden. Dies konnten wir immer wieder messen und beobachten. Die Erkrankungen deuten sich auf zellulärer Ebene oft lange vorher an.

Bei Herz-Kreislauf-Erkrankungen werden häufig hohe Blutzuckerwerte als eine der Ursachen ausgemacht.

Betrachten wir uns noch einmal, wie es zu einer Erhöhung des Blutzuckerspiegels kommt. Verantwortlich sind überwiegend die aufgenommenen Kohlenhydrate, die im Magen-Darmtrakt zu Einfachzucker aufgespalten und in den Blutkreislauf überführt werden. Der Blutzucker wird jetzt Glukose genannt. Ist der Blutzuckerspiegel hoch, wird in der Bauchspeicheldrüse das Hormon Insulin produziert, welches die Aufgabe hat, die Glukose durch die Zellzwischenflüssigkeit in die menschlichen Zellen zu schleusen, um daraus in Form von Oxidation Lebensenergie zu gewinnen.

Nehmen wir einmal an, wir essen einen Teller Nudeln mit Soße und trinken ein Glas Wein oder einen Saft dazu. Da Nudeln fast zu hundert Prozent aus Kohlenhydraten bestehen, würden bei einer Menge von 170 g Nudeln ca. 150 g Kohlenhydrate aufgenommen. Rechnet man jetzt noch die Soße und das Getränk dazu, kommt man schnell auf ca. 200 g Kohlenhydrate.

Da Zucker kaum ausgeschieden wird, landen die 200 g nach einiger Zeit in vollem Umfang im Blutkreislauf und mit Hilfe des Insulins in den Zellen. Was passiert nun mit 200 g Zucker in den Zellen? Schauen wir uns zur Verdeutlichung den Verbrauch über Kalorien an.

Gehen wir der Einfachheit halber davon aus, dass eine Person mit Ruhe- und Leistungsumsatz ca. 2400 Kalorien am Tag verbraucht. Dividieren wir dies durch 24 Stunden, so kommen wir auf 100 Kalorien Verbrauch pro Stunde. Wir wissen, dass ein Gramm Kohlenhydrate vier Kalorien entspricht. Wird die Energie nun ausschließlich über die Kohlenhydrate gewonnen, werden auf diese Weise 25 g Kohlenhydrate (100 Kalorien) zur Energiegewinnung in der Zelle, pro Stunde, verbrannt (oxidiert). Was passiert mit dem restlichen Zucker in der Zelle? Der normale Mensch würde sagen: Diese werden umgewandelt und in die Fettdepots eingelagert. Dieser Einlagerungsvorgang ist jedoch für den Organismus relativ aufwändig. Dies gelingt nur mit einigen Gramm Zucker pro Stunde. Drei bis vier Gramm mehr sind nicht möglich. Demnach sind knapp 30 g Zucker von den in der Zelle vorhandenen 200 g abgebaut. Dies geschieht nun in jeder Stunde erneut, so dass nach vier Stunden ca. 120 g weniger Zucker in der Zelle sind. Es verbleibt aber immer noch ein Rest von 80 g Zucker. Dass es dabei zu keiner Energiegewinnung aus dem Fettstoffwechsel kommen kann und 100 Prozent Zuckerverstoffwechslung gemessen werden, versteht sich von selbst. Dass spätestens nach vier Stunden wieder neue Nahrung und damit weitere Kohlenhydrate aufgenommen werden, liegt auf der Hand, und damit beginnt der Kreislauf von vorne. Wohin führt aber dieser ständig vorhandene Restzucker in der Zelle, besonders wenn, wie in diesem Buch bereits beschrieben, schwer Sauerstoff aufgenommen werden kann?

So behauptet Dr. Carl-Peter Ehrensperger vom Forschungsinstitut Lenzburg in der Schweiz, dass die überschüssige Glukose in der Zelle ganz oder teilweise zu Linksmilchsäure vergärt und daher weniger oder keinen Sauerstoff für die Verstoffwechslung benötigt. Die intelligente Zelle findet demnach einen Weg, wie sie mit dem überschüssigen Zucker zurecht kommen und daraus Energie gewinnen kann. Nach Dr. Ehrensperger führt die sauerstofflose Gärung (Glykolyse) in die Krankheit Krebs. Je weniger Sauerstoff und je mehr Milchsäure durch Gärung entsteht, desto bösartiger ist der Krebs, da der Gärungsprozess die Geschwindigkeit der Zellteilung und Zellvermehrung verändert. Er spricht sogar von einer Langzeitkohlenhydratvergiftung.

Über das Forschungsinstitut AIKF führt er weiter aus: Eine bestimmte Menge Kohlenhydrate kann der Mensch absolut vertragen und verstoffwechseln. Aber nicht diese riesigen Mengen von mehreren hundert Gramm Kohlenhydraten pro Tag. Der durchschnittliche, bewegungsarm lebende Mensch in den westlichen Industrienationen ist nicht imstande, täglich so viele Kohlenhydrate zu verbrennen. Deshalb weicht sein Organismus, sein Stoffwechsel von Verbrennung auf Vergärung zur „Entsorgung" der konsumierten Kohlenhydrate aus.

Über die tatsächliche Ursache von Krebs ist sich die Fachwelt nicht einig. Viele verschiedene Thesen werden dabei vertreten. Aber eines ist unbestritten, dass Krebszellen enorme Glukose-Fresser sind und mit fortschreitender Zeit immer gieriger werden. Spätestens seit den Arbeiten von Otto Warburg (1926), für die er zweimal den Medizin Nobelpreis erhielt, ist bekannt, dass die Krebszelle besonders viel Glukose konsumiert. Übrigens hat Otto Warburg damals schon mit ersten Stoffwechselmesssystemen über die Messung der Atemluft experimentiert. Eine interessante These führt Dr. Ehrensperger dabei noch an: Während heute 25 Prozent der Menschen an Krebs erkranken, waren dies nachweislich in Hungerzeiten unter drei Prozent. Zum Beispiel: Von 1920 bis 1950 schwankte der Anteil an Krebserkrankungen zwischen 1,5 und 2,5 Prozent. Bei diesem

Wert liegen die Entwicklungsländer gegenüber den Industrieländern heute noch.

Dabei ist prinzipiell gegen Kohlenhydrate nichts einzuwenden, sind sie doch zumindest in komplexer Form ein wichtiger Bestandteil der Nahrung; aber über den Konsum industrieller Nahrungsmittel werden zusätzlich Mengen von versteckten Kohlenhydraten aufgenommen, über deren Existenz wir uns in der Regel überhaupt nicht bewusst sind.

## Vom Diabetiker zum gesunden Schlanken

Ein rasant wachsendes Phänomen bei den Stoffwechsel Erkrankungen ist Diabetes Typ 2. Allein im deutschsprachigen Raum ist heute ca. jeder Zehnte ein diagnostizierter Diabetiker. Zum Vergleich: Vor 50 Jahren lag die Quote noch bei ca. drei Prozent. Der Ablauf ist dabei immer ziemlich ähnlich. Eine Person fühlt sich unwohl und merkt, dass mit dem Kreislauf etwas nicht in Ordnung ist, oder es kommt zu einer plötzlichen Herz-Kreislaufattacke. Untersuchungen zeigen, dass der Langzeitzucker im Blut, verglichen mit statistisch erfassten Normwerten, ständig erhöht ist. Es wird davon ausgegangen, dass die Zellen auf Dauer eine Insulinresistenz entwickelten. Das heißt, dass die Zellen nicht mehr so sensibel auf das Hormon Insulin reagieren und als Folge weniger Glucose aufnehmen. Ein Teufelskreis entsteht: Der Blutzucker ist erhöht, die Betazellen der Bauchspeicheldrüse reagieren mit einer Insulinausschüttung. Als Folge wird die Fettverbrennung gehemmt. Der hohe Insulinspiegel führt dann zu einer permanenten Blockierung der Fettverbrennung mit der Konsequenz der stetigen Gewichtszunahme.

Im fortgeschrittenen Stadium von Diabetes Typ 2, wird davon ausgegangen, dass die Bauchspeicheldrüse durch die ständige Insulinausschüttung stark geschädigt ist. Insulin kann nun nicht mehr ausgeschüttet werden. Der Patient gerät in eine Insulinabhängigkeit und muss nun ständig Insulin spritzen.

Der anerkannte Diabetologe Prof. Dr. Achim Peters behauptet, dass ein hoher Blutzuckerspiegel nichts Ungewöhnliches ist. Über sein Forschungsprojekt, das er an der Lübecker Uniklinik zu diesem Thema leitet, fand er heraus, dass es zwei Gruppen von Menschen gibt. Seine Erkenntnisse veröffentlichte er auch in dem Buch mit dem Titel „Egoistisches Gehirn". Dieses anspruchsvolle und lesenswerte Buch basiert auf 10.000 Studien aus unterschiedlichen Fachdisziplinen, so die Behauptung von Dr. Peters.

Für ihn ist einer der Schlüssel Stress. Dabei ist das Gehirn gefordert und der wichtigste Treibstoff für den Kopf ist Zucker (Glukose). Ein tief sitzender Mechanismus wird in Gang gesetzt. Es handelt sich um eine Art Peitsche, mit der das Gehirn den Körper in Alarmzustand versetzt und gleichzeitig Energie für sich abzweigt. Denn um dem gefühlten Stress gerecht zu werden, fordert das Gehirn deutlich mehr Energie in Form von Zucker. Das Stresssystem schwingt diese Peitsche, wenn seine Hormone Adrenalin und Kortisol zusammen mit dem Nervensystem typische Symptome wie Herzklopfen, Unruhe, Zittern oder Schwitzen provozieren. Dann wird gleichzeitig Energie in Richtung Kopf umgeleitet.

Hierzu erzeugt das Stresssystem einen höheren Zuckerspiegel im Blut, etwa indem es die Produktion von Insulin stoppt. Wir wissen, dass dieses Hormon für den Transport des Zuckers in die Zelle verantwortlich ist. Indem das Hirn den Schlüssel Insulin wegnimmt, kann es mehr von der Glukose im Blut für sich abzweigen. Bei Dauerstress entpuppt sich dies allerdings zunehmend zu einem Problem. Da wird der Körper immer wieder in Alarm versetzt, muss aber zugleich meist still verharren. Prüfungen, Bildschirmarbeit oder Reizüberflutung – Adrenalin und Kortisol fluten ins Blut, weil laut Peters unser

Stresssystem immer noch so arbeitet, als lebten wir in der Epoche der Jäger und Sammler. Doch in der Moderne wird die wieder und wieder bereitgestellte Energie so nicht benötigt. Das System gerät aus dem Gleichgewicht.

So lassen sich laut Peters aus noch ungeklärten Gründen zwei Typen in zwei etwa gleich große Gruppen einteilen: Typ A läuft unter Stress innerlich hochtourig und wirkt zielstrebig, Sein Hirn ist dank effizienter Zuckerpeitsche reichlich mit Energie versorgt. Deshalb isst er eher zu wenig und nimmt ab. Typ B hingegen lässt es ruhiger angehen, wirkt eher hartnäckig und isst eher viel. Das dauernde Knallen der Zuckerpeitsche lässt diese langsam ausleiern, denn körpereigene Beruhigungsstoffe (Cannabinoide) dämpfen die stetigen Stresssignale; als Folge wird das Insulin nicht mehr effizient ausgebremst. Daher fühlt sich das Hirn unterversorgt, die körpereigenen Zuckerreserven liefern ihm zu wenig Treibstoff. Als Konsequenz daraus zwingt das Hirn den Körper zu verstärkter Nahrungsaufnahme. So erhöht es den Blutzuckerspiegel weiter. Von dieser Energieeskalation wird letztendlich auch die Körperzelle mit Zucker überversorgt. Das Übergewicht, die Fettdepots vermehren sich. Der Kreislauf, der im vorherigen Kapitel beschrieben wurde, wird in Gang gesetzt.

„Zeit Online" fragte Dr. Achim Peters, ob denn von den beiden Typen die quirligen, schlanken Menschen vom Typ A nicht das bessere Los gezogen haben? „Nein", sagte Achim Peters, „sie können Niederlagen meist schlechter verarbeiten. Drohen sie gar zu scheitern, ist ihr Risiko, an einer Depression zu erkranken, besonders hoch." Unter dem Eindruck von chronischem Stress gibt es also für viele entweder Pest oder Cholera. „Wer stark belastet ist, wird entweder depressiv oder dick", so lautet die Kurzformel des Forschers, zitiert „Zeit Online."

Wir messen diesen Umstand meist über eine höhere Stoffwechselleistung über einen längeren Zeitraum, weil die Stresshormone das vegetative Nervensystem beeinflussen und sich dies wieder über die vermehrte Atmung auswirkt.

Dabei sieht Dr. Peters die externe Insulinzufuhr als großes Problem, weil in die natürliche Regelung des Organismus eingegriffen wird und rät davon ab.

Auch wir dachten ursprünglich, dass die Bauchspeicheldrüse bei einem Diabetiker kein Insulin mehr produzieren würde und dieser deshalb sein Leben lang nachhelfen müsste. Wir glaubten, dass vielleicht die Menge Insulin durch eine bessere Ernährung reduziert, aber niemals ganz abgesetzt werden könnte. Die Praxis belehrte uns eines Besseren. Vielleicht auch deshalb, weil über die Ernährung die Psyche beeinflusst wird. Selbst 22 Jahre Diabeteserkrankung, verbunden mit Insulin Zufuhr, sind kein Grund, mit der richtigen Umstellung der Lebens- und Ernährungsgewohnheiten nicht wieder zum normalen Zustand zurückzukehren.


Für uns stellte sich die spannende Frage: Lässt sich über eine sinnvolle Regulierung der Nahrung, durch das Reduzieren und Ersetzen von einfachen Kohlenhydraten durch komplexe, wie es das volle Getreidekorn liefert, verbunden mit einer Umstellung auf „lebenspende Nahrung" eine bestehende Erkrankung wie Diabetes Typ 2 lindern?

An dieser Stelle möchten wir Ihnen exemplarisch eine Person vorstellen, die sich durch Ernährungsumstellung, Empfehlungen und regelmäßige Messungen von einem Diabetiker zu einem gesunden Menschen entwickelt hat und inzwischen ohne Medikamente und Insulinzugabe leben kann. Die Person heißt Günther. Auf die Nennung des Nachnamens verzichten wir.

Sein Arzt machte ihm an einem Sommertag klar, dass er durch schwerste gesundheitliche Einschränkungen wahrscheinlich nicht mehr allzu lange am Leben sein würde. Dieser Arzt hatte den Mut, seinem Patienten unverblümt zu sagen, dass er am besten seine privaten Dinge regeln solle, da er seine Lebenserwartung nur noch auf wenige Monate einschätze. Günther war zu diesem Zeitpunkt seit 22 Jahren Diabetiker und führte extern Insulin zu.

Im Juli 2011 fing Günther mit der Veränderung im Bereich Ernährung und Bewegung bei uns an. Er hatte sich entschieden, das Programm Metabolic Coaching, wie wir es durchführen, mit einem begleitenden Bewegungsprogramm zu absolvieren. Dazu erhielt er einen festen Ernährungsplan, der auf Basis seiner Messdaten erstellt wurde. Noch im August musste er zwischen 22 und 24 Einheiten Insulin vor bzw. teils noch ergänzend nach der Nahrungsaufnahme zu sich führen, um seinen Blutzucker zu regulieren. Der Blutdruck lag trotz Blutdrucksenkern nie unter 150. Im Dezember des gleichen Jahres hatte er erstmals bei einzelnen Mahlzeiten kein Insulin mehr zu sich geführt und den Blutdruck fast konstant bei 100 bis 130 halten können. Bis zu diesem Zeitpunkt hatte er bereits über 20 Kilogramm Gewicht verloren. In der Folgezeit konnte er ganz auf den Einsatz des Insulins verzichten und die Blutdrucksenker sowie andere Medikamente absetzen. Dies geschah unter der Begleitung seines Arztes, der ihn regelmäßig überprüfte. Nach einem Jahr hatte er ca. 50 Kilogramm Gewicht verloren und alle seine Blutwerte zeigten Normalität auf. Seit dieser Zeit hat Günther kein Insulin mehr zu sich genommen.

Hier handelt es sich nicht um einen Einzelfall, sondern wie gesagt, dieser wurde exemplarisch herausgegriffen. Wir haben Hunderte solcher ähnlich verlaufender Fälle in der Praxis erlebt. Während Diabetes heute in Deutschland bei ca. acht Millionen Menschen diagnostiziert wurde, wird von einer ähnlich großen Zahl als Dunkelziffer ausgegangen. Was dies für die Volksgesundheit bedeutet, muss man an dieser Stelle nicht weiter ausführen. Dabei kann einfach durch das Umstellen der Ernährung nach den Erkenntnissen des Metabolic Coaching mit regelmäßig durchgeführten Messungen, die dabei helfen, den richtigen Verlauf zu erkennen, aus einem Menschen mit jahrzehntelang bestehenden schweren Erkrankungen wieder ein gesunder Mensch werden. Wir haben oft erlebt, dass die Homöostase, die Selbstheilungs- und Selbstregulierungskräfte des Menschen tatsächlich wirken.

Für die Erkrankung Diabetes Typ 2 lässt sich eine Verbesserung über verschiedene Messparameter sehr gut dokumentieren. Für die Erkrankung Krebs ist dies deutlich schwieriger. Wie so oft, sind es mit Sicherheit verschiedene Einflussfaktoren für eine Erkrankung. Dass aber die Ernährung ein nicht unwesentlicher Schlüssel zur Gesundung ist, lehrt uns unsere tägliche Praxis.

## Wie die Ernährung das Aussehen verändert

Ein weiteres Beispiel führt der am Anfang des Buches bereits erwähnte Zellbiologe Dr. Bruce H. Lipton in seinem Buch „Intelligente Zellen" auf, welches nicht nur, durch Ernährung, die Veränderung der Zellen sondern in Folge eine Veränderung des kompletten Körpers und Aussehens zeigt. In seinem Buch unter dem Kapitel „Die Lebenserfahrung der Eltern beeinflussen die Gene der Kinder" beschreibt dieser ein Experiment, in dem Mäuse mit gleichem genetischem Code (Agouti-Mäuse), vor der Geburt ihrer Jungen, unterschiedlich ernährt wurden. Die Nachkömmlinge der Mäuse veränderten durch die unterschiedliche Ernährung der Mutter, komplett gegenüber ihren Brüdern und Schwestern das Aussehen und die Gesundheit: Dr. Bruce H. Lipton schreibt:

*Wir wissen, dass umweltbeeinflusste Feinabstimmung von Generation zu Generation weitergegeben werden kann. In der August-Ausgabe der Fachzeitschrift Molecular and Cellular Biology von 2003 wurde eine wichtige Studie der Duke University veröffentlicht, die nachweist, dass Umwelteinflüsse sogar genetische Mu-*

*tationen bei Mäusen überwinden können (Waterland und Jirtle 2003). In dieser Studie beobachteten Wissenschaftler die Wirkung von Nahrungszusätzen bei trächtigen Mäusen mit dem abnormalen „Agouti"-Gen. Agouti-Mäuse haben ein gelbliches Fell und sind sehr fettleibig, weshalb sie häufig an Herzkrankheiten, Diabetes und Krebs sterben.*

*In dem Experiment bekam eine Gruppe von gelben, fettleibigen Agouti-Mäusen methylgruppenreiche Nahrungszusätze wie Folsäure, Vitamin B12, Betain und Cholin. Man wählte methylgruppenreiche Stoffe, weil sich in Experimenten gezeigt hat, dass die chemische Gruppe der Methyle bei epigenetischen Veränderungen eine Rolle spielt. Wenn sie Methylgruppen an die DNS eines Gens binden, verändert sich die chemische Verbindung der relativen Chromosomen-Proteine. Wenn sich das Protein zu eng an das Gen bindet, kann der „Protein-Ärmel" nicht abgestreift und das Gen nicht gelesen werden. Die Methylisierung kann daher die Gen-Aktivität steigern oder dämpfen.*

*Dieses Mal hatten die Schlagzeilen Recht, als sie verkündeten: „Ernährung übertrumpft Gene". Die Mausmütter, die methylgruppenreiche Nahrung erhalten hatten, brachten normale, braune, schlanke Mäusekinder hervor, obwohl ihre Nachkommen das gleiche Agouti-Gen hatten wir ihre Mütter. Die Mäuse, die keine Zusatzstoffe erhalten hatten, produzierten gelbliche Junge, die mehr fraßen als die braunen und ungefähr auch doppelt so viel wogen.*

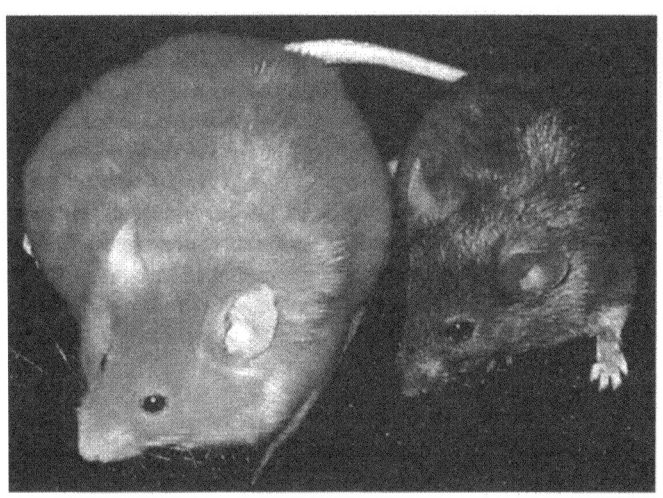

Agouti-Schwestern: Einjährige, genetisch identische Agouti-Mäuse. Methylgaben an das Mutertier verändern die Fellfarbe der Jungen von gelblich zu braun und reduzieren Fettleibigkeit, Diabetes und Krebs (Foto mit Genehmigung von Jirtle und Waterland © ).

Das Foto der Universität ist verblüffend. Die beiden Mäuse sind genetisch identisch, doch sie sehen deutlich unterschiedlich aus. Der Unterschied, die Mütter wurden in der Zeit vor der Geburt unterschiedlich ernährt. Die eine Maus ist schlank und braun, die andere fettleibig und gelblich. Was Sie auf dem Bild nicht sehen können: Die fette Maus hat Diabetes, während ihre Schwester gesund ist.

Andere Untersuchungen haben bei einer Vielzahl von Krankheiten, darunter Krebs, Herzleiden und Diabetes epigenetische Mechanismen entdeckt. Tatsächlich lassen sich nur fünf Prozent der Krebs- und Herzerkrankungen auf erbliche Anlagen zurückführen „Willett 2002). Die Medien haben zwar aus der Entdeckung der Brustkrebsgene BRCA1 und BRCA2 einen großen Wirbel gemacht, aber sie haben verschwiegen, dass 95 Prozent der Brustkrebserkrankungen nichts mit ererbten Genen zu tun haben.

*Bei einer signifikanten Anzahl von Krebspatienten wurde nachgewiesen, dass ihre Krankheit durch umweltbedingte epigenetische Veränderungen verursacht wurde und nicht durch defekte Gene (Klein 2003; Jones 2001, Seppa 2000; Baylin 1997).*

*Wir sind wieder da, wo wir diese Kapitel begonnen haben: bei der Umgebung. In meiner eigenen Laborarbeit sah ich immer wieder, welchen Einfluss eine Veränderung der Umgebung auf die Zellen hat. Doch erst am Ende meiner Forschungskarriere in Stanford fiel bei mir wirklich der Groschen. Ich sah, wie die Endothelzellen (das sind Zellen in den Wänden der Blutgefäße), die ich erforschte, ihre Struktur und Funktion je nach ihrer Umgebung veränderten. Als ich den Zellkulturen zum Beispiel entzündlich wirkende Chemikalien zufügte, wandelten sich die Zellen rasch zu einer Art Makrophagen, den Müllmännern des Immunsystems. Hochinteressant fand ich auch, was mit den Zellen passierte, wenn ich ihre DNS mit Gammastrahlen zerstörte. Diese Endothelzellen hatten keinen funktionierenden Zellkern mehr, doch sie veränderten ihr biologisches Verhalten ebenso vollständig, um auf die entzündlich wirkenden Stoffe zu reagieren, wie zuvor. Diese Zellen zeigten deutlich eine Art „intelligenter" Steuerungsfähigkeit, obwohl sie keine Gene mehr hatten (Lipton 1991).*

*Zwanzig Jahre nachdem mein Mentor Prof. Dr. Irv Konigsberg mir geraten hatte, als Erstes auf die Umgebung zu achten, wenn es den Zellen schlecht geht, hatte ich es endlich kapiert. Die DNS steuert nicht die Lebensvorgänge, und der Zellkern ist nicht das Gehirn der Zelle. Genauso wie Sie und ich werden die Zellen durch Umgebung geprägt, in der sie leben. Auf die Umwelt kommt's an.*

Fassen wir an dieser Stelle noch einmal zusammen: In Forschungen wurde eine Gruppe Mäuse der gleichen Rasse unterschiedlich ernährt. Die eine Gruppe bekam Nahrung, bei der auf die Qualität wenig Wert gelegt wurde (Mäuse Junkfood), bei der anderen Gruppe wurde versucht, eine möglichst hochwertige Nahrung zur Verfügung zu stellen. Beide Gruppen wurden ausschließlich mit der zugedachten Nahrungsqualität versorgt, bis diese trächtig waren und Junge bekamen.

Zur Überraschung sahen die Jungen der beiden Gruppen völlig unterschiedlich aus. Während die eine Gruppe durchgehend fettleibige Nachkommen produzierte, brachte die Gruppe, die hochwertig ernährt wurde, schlanke, gesunde und optisch völlig anders aussehende Jungen hervor.

Dies zeigt, dass es natürlich eine Veranlagung gibt, welche vererbt wird, diese aber nicht festgeschrieben ist, sondern offensichtlich verändert werden kann. Je nach Lebewesen ist es nur eine Frage der Zeit. Hinzu kommt ein weiterer Aspekt. Die Form unserer Lebensgewohnheiten bestimmt nicht nur unser eigenes Aussehen und unsere Gesundheit, sondern auch die unserer Nachkommen und Umgebung.

## Ernährung und Gemütslage

Der Fußballtrainer Ralf Rangnick musste seine Trainertätigkeit beim FC Schalke 04 beenden, weil er unter Burnout litt. In unserer Gesellschaft heute eine weit verbreitete Krankheit. Er hatte die Größe, dies auch in der Öffentlichkeit einzugestehen. Nach einer längeren Auszeit konnte er seine erfolgreiche Trainer- und Managertätigkeit wieder aufnehmen. In einem Interview berichtete er später, dass ihm klar wurde, dass eine Hauptursache seiner Krankheit seine schlechte Ernährung war. Das ist für die meisten Menschen neu. Was hat denn Ernährung mit Burnout und mentaler Erschöpfung zu tun? Durch eine veränderte und gesündere Ernährungsform erkannte er auch den Einfluss auf seinen Nerven- und Gemützustand. Das Bewusstsein, dass sich die Form der Ernährung auch auf den Gemützustand auswirkt, ist kaum verbreitet. Eines unserer ersten Erlebnisse diesbezüglich hatten wir mit der Tochter einer Mitarbeiterin. Das Mädchen war 14 Jahre alt und litt unter starken Kopfschmerzen. Die Mutter bat uns um eine Stoffwechselmessung. Der Test ergab, dass das Mädchen zu 100 Prozent Zucker verstoffwechselte und sich ein beträchtlicher Zuckerüberschuss in den Zellen befand. Das Mädchen war für ihr Alter sehr füllig und die schulischen Leistungen waren unbefriedigend. Durch die starken Kopfschmerzen war sie nicht in der Lage sich zu konzentrieren. Sie hatte wenig Lust, etwas zu unternehmen und wollte sich am liebsten ständig zuhause verkriechen. Die Nahrung bestand überwiegend aus Naschereien und Fertigprodukten, weil ihr diese am besten schmeckten. Wir versuchten behutsam, das Mädchen und die Mutter davon zu überzeugen, die einfachen Kohlenhydrate zu reduzieren und auf natürliche Nahrung umzustellen. Durch die starken Schmerzen war die Bereitschaft, Änderungen am Ernährungsverhalten vorzunehmen, groß. Schon nach kurzer Zeit veränderte sich der Zustand. Die Werte besserten sich von Messung zu Messung und parallel verringerten sich die Kopfschmerzen. Nach einiger Zeit verbesserten sich auch die schulischen Leistungen wieder. Die Mutter berichtete uns, dass das Mädchen wieder deutlich mehr Lebenslust und Unternehmensgeist zeigt.

Diese Beobachtung war für uns phänomenal. Seit dieser Zeit legen wir vermehrt die Aufmerksamkeit darauf, wie sich der Gemütszustand der gecoachten Personen verändert. Dass die Stoffwechsellage direkt mit unserer Stimmung und unserem Lebensantrieb zu tun hat, konnten wir seither hunderte Male beobachten.

Die industriell gefertigte Nahrung enthält einen hohen Anteil chemischer Substanzen. Diese haben, wie bereits beschrieben, die Aufgabe, dem Produkt die gewünschte Farbe, die optimale Feuchtigkeit und einen tollen Geschmack zu verleihen. Neuere Studien zeigen jedoch, dass viele dieser Substanzen das Nervensystem beeinflussen.

Alle Gefühlssignale wandern vom Gehirn durch das Rückenmark. Die Verbindung zwischen Verstand und Rückenmark steht für das zentrale Nervensystem. Die kleinsten Einheiten dieses Nervensystems sind spezielle Zellen, die Neuronen genannt werden. Jedes Neuron hat einen Kern, in dem die genetische Information der Zelle gespeichert ist. Dendriten sind Arme, die von der Zelle ausgehen und in denen die Botschaften empfangen werden. Ein langer Arm, der Axon genannt wird, führt ebenfalls vom Zellkörper weg und hat die Aufgabe, Nervenimpulse aus dem Zellkern zu transportieren. Jedes Neuron übernimmt eine spezielle Aufgabe, doch sie haben immer die Aufgabe, Informationen umzuwandeln und als eine Art elektrischen Vorgang weiterzuleiten. Jedes Neuron hat Tausende von Dendriten (Fangarme), die die Aufgabe haben, ein Netzwerk oder Verbindungen zu anderen Neuronen herzustellen und damit ein leistungsfähiges elektrisches Netz zu gewährleisten.

In diesem Buch haben wir bereits beschrieben, dass keine Zelle im menschlichen Körper mit einer anderen in direkter Verbindung steht. Jede Zelle schwimmt getrennt von anderen Zellen in der Zellzwischenflüssigkeit. Neuronen kommen zwar dicht zusammen, aber wie alle anderen Zellen berühren sie sich nicht. Der Spalt zwischen den Zellen wird synaptischer Spalt genannt. Jeder von uns hat über 100 Trillionen dieser Neuronensynapsenspalten. Das Axon eines Neurons nutzt chemische Substanzen, um diese Synapsen zu überwinden und den elektrischen Impuls von einer Zelle durch die Zellzwischenflüssigkeit auf die Dendriten eines anderen Neurons (Zelle) zu übertragen. Dass diese Übertragung stattfindet, dafür ist unser Gehirn zuständig. Die chemischen Botenstoffe, die die Aufgabe haben, elektrische Informationen von einer Zelle über die Zellzwischenflüssigkeit zur anderen Zelle zu transportieren, werden Neurotransmitter genannt.

Ähnlich wie bei Medikamenten, haben manche chemische Stoffe aus der industriellen Nahrung die Fähigkeit, sogenannte Andockstellen an den Dendriten zu belegen. Dadurch können die Neurotransmitter an den Dendriten nicht „andocken" und die Information weiterleiten.

Ein schmerzstillendes Mittel verursacht im Prinzip das gleiche. Eine chemische Substanz des Medikamentes belegt eine Andockstelle. Dadurch kann das Signal „Schmerz" von Nervenzelle zu Nervenzelle nicht weitergeleitet werden. Für einige Zeit schwinden die Schmerzen tatsächlich.

Leider zeigen sich häufig Nebenwirkungen, weil auf unnatürliche Weise in den körperlichen Organismus eingegriffen wurde. Kurzzeitig ist das schmerzstillende Mittel jedoch oft hilfreich. Viele Substanzen, die in Medikamenten vorhanden sind, finden wir in geringeren Dosen auch in der industriellen Nahrung. Dies verändert jedoch häufig die Funktionsweise unseres Nervensystems. Besonders, weil die Gerichte völlig unkontrolliert vermischt werden. Dieser Prozess verläuft langsam und kaum wahrnehmbar.

Probieren Sie es einmal an sich selbst aus. Stopfen Sie sich einmal einige Tage mit süßen, industriellen Nahrungsmitteln voll und beobachten Sie Ihre Gemütslage.

## Zehn-Punkte-Empfehlungsprogramm

Sie stellen sich nun konkret die Frage, wie soll ich mich ernähren und leben, damit ich im Alltag überwiegend in der Fettverstoffwechslung bin und die Vorzüge von mehr Energie und Leistungsfähigkeit genießen kann? Wir haben unsere zehn wichtigsten Erkenntnisse im Anschluss aufgeführt. Bei Ernährung und Lebensfragen gibt es letztendlich keine Weisheit oder Doktrin. Stellen Sie sich immer die Frage nach der Bekömmlichkeit. Wie gut fühlen Sie sich bei dem Verzehr einer Mahlzeit, wie reagiert Ihr Magen usw. Denn Ihr Körper wird Ihnen ständig mitteilen, wie er mit den aufgenommenen Stoffen umgehen kann. So sind Gelüste ein nützlicher Hinweis darauf, was uns momentan gut tun würde bzw. welche Stoffe uns fehlen. Allerdings gilt es zu lernen, fein zu unterscheiden. Gelüste auf Süßigkeiten oder sehr Fettiges, Salziges und Süchtigmacherstoffe zeigen zwar, dass uns etwas fehlt, es sind aber sicher nicht diese Stoffe, sondern es sind bestimmte Vitamine und Mineralstoffe. Und die können wir nur aus gesunden, natürlichen Lebensmitteln beziehen.

## 1. Kaufen Sie beim Erzeuger

Wie im vorderen Teil des Buches bereits beschrieben, sehen die Nahrungsmittel, auch Frischware wie Gemüse und Obst, in den Supermärkten zwar appetitlich, frisch und gesund aus, jedoch muss man sich jedoch bewusst machen, dass die Produkte alle in industrieller Landwirtschaft gewonnen wurden. Dies erfolgt mit einem hohen Einsatz an Düngemitteln und hat in der Regel eine starke Nitratbelastung zur Folge. Die Produkte, die industriell weiter verarbeitet werden, erhalten ihren Geschmack ebenfalls, wie bereits beschrieben, durch einen hohen Einsatz an künstlichen Aromen und Konservierungsmitteln. Unser Tipp: Kaufen Sie direkt beim Erzeuger ein. Vermeiden Sie so weit wie möglich den Einkauf im Supermarkt. Sie denken, das ist schwer möglich? Sie irren sich. Wenn Sie sich einmal damit auseinandersetzen, wie viele Hofläden und Erzeuger biologisch angebauter Produkte es in Ihrer Region gibt, werden Sie überrascht sein. Auch auf zahlreichen Wochenmärkten werden die selbst erzeugten Waren dargeboten. Vielleicht haben Sie sogar die Möglichkeit, Ihr eigenes Gemüse anzubauen und im eigenen Garten machen sich Obstbäume häufig besser als Ziersträucher. Natürlich verfügt nicht jeder über die Möglichkeiten, aber einmal darüber nachzudenken, zumindest einige Produkte frisch anzubauen, sollte nicht verboten sein.

Sie werden feststellen, dass die Preise bei den Erzeugern aus der Region für saisonale Produkte günstiger sind als im Supermarkt. Fälschlicherweise sind viele Menschen der Meinung, dass ökologischer Anbau teurere Lebensmittel hervorbringe, als sie im Supermarkt angeboten werden. Vergleichen Sie die Preise und Sie werden feststellen, dass genau das Gegenteil der Fall ist. Im Supermarkt werden die Produkte zwar werbestrategisch geschickt dargeboten, doch wirklich günstiger sind sie nicht. Sie werden erstaunt sein, wenn Sie einmal über einen Biowochenmarkt schlendern und Ihnen lieb gewordene Produkte einkaufen, wie wenig Sie im Verhältnis dafür ausgeben müssen. Mit der Stärkung des biologischen Anbaus in Ihrer Region wird auch der Markt für gesunde Produkte weiter gestärkt. Es geht also nicht nur um das bequeme Einkaufen oder um den Preis, sondern auch um das Unterstützen des Anbaus von natürlichen Lebensmitteln und der gesundheitsförderlichen Wirkung dieser Produkte. Vergleichen Sie einmal den Kauf von einer Tüte Kartoffelchips mit dem Preis selbst gekaufter Kartoffeln, die Sie wie in diesem Buch bereits beschrieben, selbst zu Kartoffelchips verarbeiten. Rechnen Sie den Unterschied einmal auf das Jahr hoch. Sie werden feststellen, dass da eine beträchtliche Summe, die Sie einsparen, zustande kommt. So verhält es sich mit jedem Produkt, das Sie auf ähnliche Weise vergleichen. Ein großer Irrtum ist der Glaube, dass gesunde Nahrung teurer wäre. Manche sagen sogar, dass sie sich dies nicht leisten können. Dabei ist genau das Gegenteil der Fall. Wenn Sie bei jedem Produkt, das Sie im Supermarkt kaufen, die eigne Herstellung gegenüber stellen, werden Sie immer feststellen, dass Sie weniger Geld ausgeben müssen. Über das Jahr summiert sich das richtig. Was uns abhält, ist unsere Bequemlichkeit und die jahrzehntelange Werbepower der Supermärkte, die uns suggeriert, hier sei alles so billig. Es ist weniger entscheidend, was sie essen, sondern entscheidend ist die Qualität und Natürlichkeit des Produktes. Das verändert messbar Ihren Stoffwechsel zu Ihrem Vorteil. Eigentlich ist das doch auch eine schöne Botschaft. Um schlank und gesund zu sein, müssen Sie kaum auf etwas verzichten. Sie brauchen auch nicht weniger zu essen. Bereiten Sie einfach, wie am Beispiel der Kartoffelchips, Ihre Gerichte selbst zu. Dies beginnt beim Einkaufsprozess. Vielleicht gefällt ihnen der Gedanke nicht, dass Sie nicht einfach den großen Parkplatz vor dem Supermarkt benutzen sollen, bequem mit dem Einkaufswagen durch den Supermarkt schlendern und sich von der großen Auswahl verführen lassen können. Wenn Sie sich über alternative Einkaufmöglichkeiten erkundigen, wie dem Kauf direkt vom Erzeuger, werden Sie feststellen, dass auch hier die Möglichkeiten groß sind. Sie müssen sich zwar einen anderen Einkaufsrhythmus angewöhnen, in dem Sie Markttage und Öffnungszeiten der Erzeuger beachten. Nach kurzer Zeit werden Sie aber feststellen, dass diese Form des Einkaufens Ihnen viel mehr innere Genugtuung  vermittelt und die vielleicht etwas mehr investierte Zeit Ihnen zu mehr Lebensqualität verhilft. Und Sie werden weniger einkaufen, weil Sie länger und ausgewogener satt sein werden. Auch das spart Geld.

## 2. Regional / Saisonal

Wenn Sie direkt beim Erzeuger kaufen, werden Sie automatisch mit den regionalen/saisonalen Produkten konfrontiert. Sie werden Lebensmittel entdecken, die Sie bisher nicht kannten oder vergessen hatten. In den Supermärkten werden in der Regel immer die gleichen Lebensmittel das ganze Jahr über angeboten. Den Unterschied, ob die Produkte saisongemäß ausgereift sind, erkennen Sie lediglich am Preis. Im Supermarkt stehen Ihnen ganzjährig zahlreiche Gemüse- und Obstsorten zur Verfügung, die gar nicht in der jeweiligen Zeit wachsen. Die Ernährung nach regional / saisonal verfügbaren Produkten wird Ihnen viel Energie geben. Akzeptieren Sie bitte, dass Obst und Gemüse aus biologischem Anbau etwas anders aussieht als die Supermarktware. Obst aus dem Supermarkt kann bis zu drei Jahre alt sein, es wird in der Regel grün geerntet, dann entsprechend chemisch behandelt und im Dunklen gelagert, in speziellen Lagerräumen, bis es verkauft wird. Die meisten Produkte werden dann wie in einer Art Solarium bestrahlt, so dass ein farblicher Reifeprozess eintritt. Dies hat den Vorteil, dass die Produkte keinerlei Schläge oder Flecken aufweisen. Allein durch die Optik können Sie erkennen, ob es sich um natürliche regionale Produkte handelt oder ob sie aus industrieller/konventioneller Landwirtschaft stammen. Den mäßig ausgeprägten Geschmack nehmen viele Menschen einfach hin. Vielleicht haben sie sich auch schon daran gewöhnt. Sie erinnern sich an das Beispiel: Die Schöpfung liefert immer genau das passende Lebensmittel zur passenden Jahreszeit. Dies bedeutet, Südfrüchte und viele andere Produkte, die in anderen Kontinenten weit entfernt gedeihen, führen häufig zu einer Absenkung unserer Stoffwechselleistung und zu Unausgeglichenheit. Es wird auch von der thermischen Wirkung von Lebensmitteln gesprochen. Manche wirken innerlich kühlend, andere erwärmend bis erhitzend. Sie können dies an sich selbst beobachten. An heißen Tagen haben Sie in der Regel mehr Lust auf Salate und Obst, weil diese abkühlend und gegen äußere Hitze regulierend wirken. Im Winter bevorzugen sie vielleicht lieber gekochte Speisen und Suppen, weil Sie Wärme brauchen. Der Glühwein schmeckt deshalb im Winter und nicht im Sommer, weil warmer Alkohol sehr stark erwärmend wirkt. Dies ist angenehm an einem kalten Winter-, aber weniger an einem Sommertag. Jedes Nahrungsmittel erwärmt, kühlt oder verhält sich neutral. Für unsere Großeltern und Vorfahren war die Berücksichtigung der thermischen Wirkung von Lebensmitteln völlig normal.

### 3. Lebendes Getreide

Ein Problem im gesunden Abnehmprozess wurde am Anfang beschrieben. Kohlenhydrate, vor allem in Form von Stärke durch Brot, Nudeln, Kuchen oder auch Pizza usw. führen zu einem zu schnellen Anstieg des Blutzuckerspiegels, verbunden mit einer verstärkten Ausschüttung des Hormons Insulin, und zu einer dauerhaften Energieüberflutung der Zelle durch Kohlenhydrate bzw. Zucker. Auf der anderen Seite ist eine Ernährungsform mit sehr wenigen Kohlenhydraten ebenfalls unausgewogen und führt am Ende meist zu Heißhungerattacken. Die Ernährungsphilosophie der traditionellen chinesischen Medizin gibt dazu eine wunderbare Lösung. Es ist die Nutzung des Getreides in seiner natürlichen Form, so wie es auf dem Feld wächst, natürlich gereinigt. Speziell das Getreide wird in der Ernährungslehre häufig sehr kontrovers diskutiert. Es gibt die eine Gruppe, die behauptet, dass vor 10 000 Jahren der Ackerbau erst begonnen hatte und damit die systematische Gewinnung von Getreidesorten wie Roggen, Dinkel, Weizen, Hafer, Buchweizen, Hirse usw. Manche stellen die Behauptung auf, dass unsere Genetik sich in den 10 000 Jahren noch nicht auf die Nutzung und Verwertung eingestellt hat. In den Naturheilverfahren und der traditionellen chinesischen Medizin wird dieser Umstand vollkommen anders betrachtet. Wir stellen in unseren Stoffwechselmessungen regelmäßig fest, dass bei einer Ernährung über das volle Getreidekorn der Blutzuckerspiegel langsam ansteigt und die Energie länger und gleichmäßiger an die Zellen abgegeben wird. Der Fettstoffwechsel arbeitet dadurch auch länger. Das Geheimnis ist, die Kohlenhydrate aus den Supermarktprodukten, die dort in Mengen und meist versteckt vorhanden sind, durch qualitativ hochwertiges Mehl aus dem vollen Korn zu ersetzen. Über die letzten 10 000 Jahre bedeutete Getreide Reichtum. Bereits in der Geschichte gibt es die Sage über die sieben mageren und die sieben fetten Jahre, die sich durch den Traum der vollen Kornkammern manifestierte. Schon bei den Ägyptern war eine reichhaltige Beigabe von Getreide in den Grabstätten eine übliche Praxis. Als zur Jahrhundertwende viele Pharaonengräber geöffnet wurden, stellten die Archäologen fest, dass die Getreidesorten, die säckeweise um den Leichnam zurückgelassen wurden, noch in intakter Form waren. Man entnahm einzelne Getreidekörner, setzte sie in die Erde, goss sie und zur Verwunderung aller fingen die Körner an zu keimen. Dies bedeutet, dass in einem Getreidekorn Leben über eine unglaublich lange Zeit gespeichert werden kann. Ein Getreidekorn stellt komplexes Leben dar, die Hülle ist ein reichhaltiger pflanzlicher Eiweißlieferant. Allein der Eiweißanteil von Dinkel zum Beispiel beträgt 22 Prozent. Auch Hildegard von Bingen schwor in ihren Ernährungslehren und Empfehlungen schon auf die verschiedenen Weizenkörner, vor allem auf das Dinkelkorn.

Im Inneren des Korns befindet sich der Keimspeicher. In einem Getreidekorn scheint das komplette Wunder der Natur beinhaltet zu sein. Wird jedoch ein Getreidekorn einmal geschrotet, also grob gemahlen und damit die Hülle verletzt, fängt es relativ schnell an, wie viele andere Lebensmittel zu verderben. Der beste Weg ist: Sie ersetzen einfache Kohlenhydrate durch das qualitativ hochwertige volle Korn. Geben Sie dazu in einen Topf mit köchelndem Wasser eine beliebige Menge Getreidekörner. Dabei können Sie die Sorten mischen. Lassen Sie nun das Wasser auf kleiner Stufe ca. 40 Minuten vor sich hin köcheln und gießen Sie im Anschluss das Wasser durch ein Sieb ab. Wenn Sie sich die gekochten Körner betrachten, erkennen Sie, dass während des Kochvorgangs das Korn zu keimen begonnen hat. Die vorgekochten Körner können Sie im Kühlschrank aufbewahren. In dieser Form halten sie sich fast eine Woche. Wenn Sie nun ein Gericht zubereiten, geben Sie einfach zwei, drei Esslöffel der vorgekochten Körner hinzu und Sie haben eine hochwertige Speise mit einem tatsächlichen Vollkornanteil, der ein wohliges Sättigungsgefühl eintreten lassen wird, ohne dass Ihr Insulinspiegel stark ansteigt. In jedem Haushalt sollte sich auch eine eigene Getreidemühle befinden. Wenn ein Korn durch einen Mahlvorgang einmal aufgespalten wird, verliert es relativ schnell an natürlicher Energie. Mahlen Sie einfach vor jedem Backvorgang Ihre benötigte Mehlmenge frisch. Es dauert nur wenige Minuten und auch hier sparen sie Geld. Auf diese Weise bleiben Sie auch während des Alltages ständig im Fettstoffwechsel.

Manche Menschen berichten uns von Gluten- und Weizenunverträglichkeit. Erstaunlicherweise hatten viele davon bei der Verwendung des vollen Korns kaum Probleme. Ansonsten testen Sie einfach zwischen den Getreidesorten und der Zubereitung auf die persönliche Bekömmlichkeit. Es kann auch sein, dass Ihr Verdauungssystem plötzlich wieder aktiver wird als sonst. Hier werden längst verborgene Verdauungsgeister geweckt. Reduzieren Sie einfach die Menge an Körnern, dann beruhigt sich der Darm nach kurzer Zeit.

## 4. Warme Zubereitung der Speisen

Versuchen Sie, so viele Mahlzeiten wie möglich, in gekocht und warmer Form zu sich zu nehmen. Entscheidend für die Aufnahme von Nährstoffen ist unser Verdauungssystem. Wenn Sie etwas kauen, wird dies im Mund zerkleinert und eingepeichelt, über den Magen weiter aufgespalten, desinfiziert und letztendlich im Dünndarm kommt es zur Aufspaltung der Nährstoffe aufgenommener Nahrung. Der Aufspaltungsprozess muss so ablaufen, dass die Nährstoffe über kleinste Mikrozotten hindurch in den Blutkreislauf diffundieren. Dazu müssen die Nährstoffe in feinste Teile aufgespalten werden. Dies funktioniert über Wärme. Ein gutes Beispiel, um den Ablauf besser verstehen zu können, ist die Beobachtung eines Komposthaufens, wie dort Nährstoffe aufgespalten werden. Wenn Sie heute biologische Abfälle aus Ihrem Müll kompostieren wollen, ist es notwendig, diesen verdichtet und gut eingepackt zu lagern.

Nun müssen die biologischen Nährstoffe immer wieder gelüftet werden, damit es zur Sauerstoffversorgung kommt, aber es muss weiter auf Wärme geachtet werden. Nur wenn von innen heraus Wärme entsteht – auch sehr gut bei den Silos der Bauern zu beobachten – werden die Nährstoffe aufgespalten und aus den Abfällen wird wertvoller Dünger. In Ihrem Magen-Darmtrakt funktioniert der Aufspaltungsprozess auf die gleiche Weise. Viele Menschen haben Probleme mit dem Abnehmen, weil ihr Verdauungssystem nicht in der Lage ist, die aufgenommenen Nährstoffe richtig zu verwerten. Im Magen-Darmtrakt haben wir eine konstante Körpertemperatur von mindestens 37 Grad. Bei dieser Temperatur erfolgt der Aufspaltungsprozess der Nährstoffe. Wenn Sie nun etwas Kaltes zu sich nehmen, in Form von rohem Obst, Brot, Wurst, Käse oder kalten bis zimmerwarmen Getränken, dann kühlt logischerweise der Magen-Darmtrakt entsprechend ab, besonders wenn die Nahrung vorher im Kühlschrank gelagert wurde. Der Körper beginnt, die Wärme auf den Verdauungsbereich zu konzentrieren. Dies geschieht, in dem er aus anderen Körperregionen, vorwiegend aus den Extremitäten Hände und Füße, Wärme entzieht, um diese dem Magen für das Verdauen zuzuführen. Die Folge sind kalte Hände und Füße sowie leichtes Frösteln. Entsprechend verzögert sich der Verdauungsvorgang der aufgenommenen Nahrung.

Wenn unter normalen Umständen die Verdauung zwischen 24 und 48 Stunden dauert, so kann bei kalter Nahrung dieser auf über 100 Stunden hinausgezögert werden. Immer bei neu hinzukommender kalter Nahrung wird der Aufspaltungsprozess entsprechend unterbrochen. Durch die lange Verweildauer im Magen-Darmtrakt kommt es leicht zur Gärung und zu Fäulnisbildungen. Die Folge sind Blähungen, Aufstoßen und Magendrücken. Durch eine lange Verweildauer wird vor allem im Dickdarm dem restlichen Nährstoffbrei Flüssigkeit entzogen. Eine lange Verweildauer führt zu Verstopfungen und schwerem Stuhlgang. Im Laufe der Jahre können sich dadurch Divertikel bilden, das sind Reststoffe, die sich in den Darmfalten ablagern, die den Darm ausbuchten und im Extremfall aufplatzen und in den Bauchraum drängen. Es kommt aber auch zu Ablagerungen im Innenbereich des Darms, was zur Verkrustung führt.

Auch hier ist die Rückbesinnung auf die Ernährungsgewohnheiten der letzten hunderte und tausende Jahre sehr hilfreich. Der Eintopf war über den ganzen Zeitraum hinweg die begehrteste Form der Nahrungszubereitung. Da man meist auch nur über eine Feuerstelle verfügte, wurde darüber in einen mit Wasser gefüllten Topf alles gegeben, was an Lebensmitteln zur Verfügung stand. Diese konnten nun für einige Zeit vor sich hin köcheln. Bei diesem Prozess werden die Nährstoffe der einzelnen Gemüsesorten wunderbar verfügbar gemacht. Besinnen Sie sich wieder auf die guten alten Eintöpfe. Sie können sie in jeglicher Variation zubereiten. Suppen mit verschiedenem Gemüse gemischt, auch mal mit Fleisch- oder Geflügelbeilagen und den vorher beschriebenen gekochten Körnern, sind ein regelrechtes Festmahl. Der Phantasie sind keine Grenzen gesetzt, solange die Zutaten natürlich sind, aus der Region stammen und saisonal eingesetzt werden.

Über Gewürze können Sie die Geschmacksnote verfeinern. Außerdem ist der Eintopf einige Tage haltbar und eine einfache Form der Essenszubereitung. Sie können ihn immer wieder aufwärmen. Sie werden feststellen, dass, je öfter Sie den kompletten Topf erwärmen, desto schmackhafter die Suppe wird. Nach dem Essen lassen Sie den erhitzten Topf einfach etwas abkühlen und stellen ihn dann in den Kühlschrank. Wenn Sie nun nach Hause kommen, erschöpft und müde von der Arbeit, dann sind Sie nicht versucht, auf etwas schnell Verfügbares, aber Ungesundes zuzugreifen, sondern Sie verwenden Ihr vorgekochtes Mahl, wärmen es auf und erfreuen sich einer warmen, schmackhaften Speise. Lernen Sie Eintöpfe in allen

Varianten zu lieben. Sie sind nicht nur leicht zuzubereiten, sondern die Kombination der einzelnen Nährstoffe und Zutaten scheinen einem deutlich mehr Energie zu verleihen als die Bestandteile im Einzelnen. In speziellen Suppen-Thermoskannen, die es im Handel zu kaufen gibt, lässt sich der vorgekochte Eintopf auch leicht mit zur Arbeit nehmen. Hat man dort eine Möglichkeit, ihn zu erwärmen, hat man auf einfache Weise eine gute Mahlzeit während der Mittagspause. Viele unserer Kunden berichten, dass Sie nach kurzer Umgewöhnungsphase diese Form der Ernährung schätzen und lieben gelernt haben. Der Abnehmprozess scheint damit häufig spielerisch leicht zu werden. Viele Kunden berichten uns, dass sie vor allem mehr an Energie und Vitalität im Alltag verspüren. Das Getreide im Eintopf liefert eine schmackhafte und nährstoffreiche Verbindung von Kohlenhydraten, Eiweiß und Fett aus hochwertigen Ölen.

## 5. Trinken

Trinken Sie auch Ihre Getränke so oft wie möglich warm. Warm bedeutet, mindestens 37 Grad. Das gleiche, was für die Aufspaltung der Nährstoffe im Magen-Darmtrakt gilt, ist natürlich auch für Getränke gültig. Wenn Sie immer wieder Flüssigkeiten zu sich nehmen, die eine geringere Temperatur haben, werden Sie damit Ihren Magen-Darmtrakt abkühlen. Die alte Weisheit, zwei bis drei Liter pro Tag zu trinken, was gesund und für den Abnehmprozess wichtig wäre, ist nur insofern wahr, wenn diese Getränke warm getrunken werden. Zwei bis drei Liter kalte Getränke täglich, und seien sie auch zimmerwarm, kühlen Ihren Magen-Darmtrakt ab und behindern den Verdauungs- und letztendlich den Fettstoffwechselprozess. In vielen Kulturen ist die Tradition, Warmes zu trinken, gut zu beobachten. Über den Tag verteilt wird dort Tee in kleinen Schlucken getrunken. Diese Tradition ist für uns häufig unverständlich, begünstigt allerdings die Gesundheit und eine bessere Verdauung. Natürlich sollten Sie möglichst auf alle zuckerhaltigen Getränke verzichten. Säfte, Cola. Limonaden und Brausegetränke verfügen über unglaublich hohe Süßstoff- und Zuckeranteile, die allein dazu führen können, dass Sie den kompletten Tag über nicht in den Fettstoffwechsel gelangen. Auch Alkohol ist ein unglaublicher Zuckerlieferant. Versuchen Sie, diese Getränke so weit wie möglich zu vermeiden oder auf ein minimales Maß zu reduzieren.

## 6. Warmes Frühstück

Der Tag beginnt mit dem Frühstück. In diesem Moment ent- scheiden Sie bereits, in welcher Spirale Sie sich den kompletten Tag über befinden. Beginnen Sie morgens mit einer kohlen- hydratreichen Mahlzeit, zum Beispiel mit zwei Brötchen mit Marmelade oder etwas Belag drauf, dann kommt es zur Insu- linausschüttung, Ihr Blutzuckerspiegel steigt und Sie werden schnell in den Zuckerstoffwechsel gelangen. Nach zwei, drei Stunden ist der Blutzucker abgebaut, das Hormon Insulin, das die Aufgabe hat, den Blutzucker  zu den Zellen zu transpor- tieren, ist aber noch aktiv und es kommt zur Heißhungerattac- cke. Um sich aus dieser Spirale zu befreien, ist es notwendig, ein Frühstück zu sich zu nehmen, in dem die Kohlenhydrate langsam aufgespalten werden und das leicht verdaulich ist. Sie wissen bereits, leicht verdaulich bedeutet warm. In vielen Kulturen, vor allem im asiatischen Bereich, ist es völlig nor- mal, mit einer warmen Mahlzeit zu beginnen. Ein klassisches Frühstück wäre zum Beispiel: Sie stellen eine Pfanne mit et- was Olivenöl auf den Herd und rösten zwei bis drei Esslöffel des vorgekochten Getreides darin an. Dann schlagen Sie zwei bis drei Eier darüber auf, verrühren das unter Zugabe von sai- sonalem Gemüse, würzen es etwas mit Salz und Pfeffer und schon haben Sie ein schmackhaftes, wohltuendes Frühstück. Sie werden feststellen, dass Sie sich über viele Stunden hin- weg gut gesättigt und zufrieden fühlen. Alternativ wäre eine süßere Variante, indem Sie in die Pfanne Obst geben, dies mit etwas Getreide mischen und mit Zimt und, wenn Ihnen die Süße noch nicht ausreicht, mit Honig würzen. Ihrer Kreativität sind dabei keine Grenzen gesetzt. Aus der Ernährungslehre der traditionellen chinesischen Medizin haben Sie bestimmt von den fünf Elementen gehört: Feuer, Holz, Erde, Metall und Wasser. Jedem Element ist eine Geschmacksrichtung zugeordnet. Dem Element Erde zum Beispiel die Geschmacksrichtung süß. In dem Element Erde befinden sich auch die Organe und Meridiane Magen und Milz/Pankreas. In der TCM geht man davon aus, dass wenn diese geschwächt sind, der Organismus das Element Erde stärken möchte. Und dies tut er, indem sie Lust auf Süßes verspüren. Ähnlich ist es bei der Abkühlung des Magen-Darmtraktes durch kalte Speisen. Dies schwächt das Element Erde und der Kreislauf beginnt von vorne. Menschen, die häufig Lust auf Süßigkeiten haben, werden eine erhebliche Erleichterung verspüren, wenn Sie sich häufiger warm ernähren und schon ihren Tag mit einem warmen Frühstück beginnen. In unseren vielen Ernährungscoachings bestätigten uns die Teilnehmer, dass vor allem das Verlieren zwanghafter Gelüste eine Bereicherung in ihrem Leben darstellt.

## 7. Verzichten Sie auf Mikrowelle und Tiefkühlschrank

Sie werden sich bei Ihrem Abnehmprozess behindern, wenn Sie Ihre Produkte über die Mikrowelle erhitzen oder im Tiefkühlschrank aufbewahren. Beide sind Errungenschaften der Technik, die man im Haushalt liebend gern einsetzt. Einerseits auch verständlich, ist es doch eine Form von Bequemlichkeit, eine Speise schnell erwärmen zu können bzw. lange haltbar zu machen. Aber wie so vieles, ist auch dies ein einfacher Gewöhnungsprozess. Die Mikrowelle ist ein sehr umstrittenes Haushaltsgerät. Natürlich möchten die Hersteller und die Industrie uns glaubhaft machen, dass an der Bedenklichkeit von Strahlung nichts dran sei, worüber glaubhafte Untersuchungen vorlägen. Aber Sie können ein Experiment gern einfach selbst durchführen. Nehmen Sie eine Pflanze, teilen Sie den Wurzelballen und setzen Sie sie in zwei getrennte Töpfe ein. Nehmen Sie nun das Gießwasser, teilen auch dieses in zwei Gefäße, wobei Sie ein Gefäß immer in der Mikrowelle erwärmen, es wieder abkühlen lassen und damit eine der Pflanzen gießen. Mit dem unbehandelten Wasser gießen Sie die andere Pflanze. Sie werden beobachten, dass schon nach wenigen Tagen die Pflanze, die mit dem Mikrowellenwasser gegossen wurde, deutlich kränker aussieht als der andere Teil der Pflanze.

Schon nach wenigen Wochen wird die Pflanze eingegangen sein. Die Mikrowellenschwingungen kommen aus dem Militärbereich und sind derart grobstofflich, dass die Zellstrukturen der einzelnen Nahrungsmittel komplett verändert werden. Vor allem, wenn dann die Babynahrungsmittel regelmäßig mit der Mikrowelle aufgewärmt werden, dann sollten Sie sich mit möglichen Schäden noch einmal genauer auseinandersetzen. Ähnlich ist es mit der Gefriertruhe. Natürlich werden uns die Hersteller von Gefriertruhen über zahlreiche inszenierte Fernsehberichte, Artikel und Studien glaubhaft machen, dass Nahrungsmittel, die eingefroren werden, teils gesünder sind als herkömmliche. Die Geschichte geht sogar so weit, dass uns glaubhaft gemacht werden soll, dass Vitamine sich bei minus 30 und 40 Grad besser halten als im frischen Zustand. Ein Gourmetkoch wird niemals tiefgefrorene Produkte verwenden. Er weiß, dass diese an Geschmack stark verlieren und es zu Zellschädigungen kommt. Nehmen Sie einen frischen Fisch am Schwanz und zum Vergleich einen tiefgekühlten, wieder aufgetauten, und Sie werden den Unterschied erkennen. Auch bei tiefgekühlter Ware kommt es zu Zellschädigungen und Veränderungen, die sich letztendlich auf Ihren Organismus auswirken. Wenn Sie die Angewohnheit haben, viel zum Einfrieren einzukaufen, um immer etwas im Haus zu haben und demzufolge häufig Tiefkühlkost essen, werden Sie beim Abnehmprozess Schwierigkeiten haben. Wie in diesem Buch häufig beschrieben, ist der Abnehmprozess nicht einfach eine Frage von Eiweiß, Kohlenhydraten und Fetten, sondern vielmehr von Lebensmitteln mit positiver, leicht verdaulicher Energie. Wenn Sie heute frische Ware auf dem Markt kaufen, können die im Kühlschrank bequem über mehrere Tage bis zu einer Woche haltbar bleiben. Bis dahin ist man leicht in der Lage, den nächsten Einkauf zu starten.

### 8. 20 Minuten Entspannung täglich

Sie haben bereits erfahren, dass Sie dann am besten abnehmen können, wenn Sie und damit auch Ihr Stoffwechsel sich in einem ruhigen entspannten Zustand befinden. Anspannung bedeutet Ausstoß von Adrenalin und anderen Fluchthormonen, die automatisch zur Zuckerverstoffwechslung führen. Entspannt sein, ist eine Frage des Trainings. Dies ist natürlich auch mit etwas Disziplin verbunden. Ähnlich, wie Sie jeden Tag Übungen für Ihren Körper machen sollten, sollten Sie auch jeden Tag mindestens 20 Minuten ein Entspannungstraining durchführen, um ihr Adrenalin wieder abzubauen. In welcher Form Sie das machen, liegt an Ihnen und Ihren Vorlieben. Eine Möglichkeit ist, sich entspannt auf die Couch zu legen oder in einen bequemen Stuhl zu setzen, die Augen zu schließen und sich vorzustellen, man wäre an einem der schönsten Plätze dieser Erde. Versuchen Sie nun im Inneren, sich bewusst zu machen, was Sie sehen. Vielleicht befinden Sie sich an einem Meer; Sie achten auf die Wellen, das Glitzern des Wassers und achten auf den Geruch. Je mehr Sie sich an diesen Ort versetzen, umso mehr werden Sie entspannen können. Versuchen Sie nun, ein Gefühl der Dankbarkeit, Zufriedenheit und Liebe in sich aufzubauen und erfreuen Sie sich an Ihren Erfahrungen. Atmen Sie dabei ruhig und gleichmäßig. Stellen Sie sich vor, wie mit jedem Einatmen göttliches Leben in Sie strömt und Ihren Körper umgibt. Welche Technik Sie auch verwenden, versuchen Sie möglichst einmal am Tag diese oder eine Ihnen angenehme Übung durchzuführen. Dadurch wird sie zur Gewohnheit und wird ein Teil Ihres täglichen Rhythmus. Sie werden feststellen, dass dies förderlich auf Ihr Gemüt, aber auch auf Ihren Abnehmprozess wirkt. Da wir täglich mit sehr vielen Situationen konfrontiert werden, die uns in Aufregung versetzen und Anspannung aufbauen, müssen wir auch gezielt Übungen in den Tag einbauen, in denen wir uns wieder entspannen.

## 9. Regelmäßige Bewegung

Im Buch haben wir erfahren, dass für den Abnehmprozess die Sauerstoffversorgung der Zellen von entscheidender Bedeutung ist. Durch regelmäßiges Bewegen und Trainieren wird die Sauerstoffversorgung deutlich verbessert. Auch hier liegt es an Ihnen, welche Form der Bewegung Sie bevorzugen. Am wirkungsvollsten ist es, wenn Ihr Herz-Kreislauf-System, Ihr Muskelsystem und Ihre Koordinationsfähigkeiten regelmäßig trainiert werden. Sehr hilfreich dazu ist ein Besuch in einem guten Fitnessstudio. Dort stehen Geräte zur Verfügung, an denen Übungen gezielt durchgeführt werden können. Im Detail können wir in diesem Buch nicht auf Trainingsmöglichkeiten eingehen; dazu gibt es genügend andere Literatur. Wichtig ist jedoch, dass Sie zwei bis drei Mal pro Woche ca. 30 Minuten Ihren Körper trainieren. Dabei ist es nicht entscheidend, viele Kalorien oder Energie zu verbrauchen, sondern so zu trainieren, dass Sie im Anschluss mehr an Energie verspüren als am Anfang. Dass der Kalorienverbrauch nicht im Vordergrund steht, fordert einen gewissen Umdenkungsprozess. Ein weiterer Vorteil ist, dass Sie durch das Training Stresshormone wie zum Beispiel Kortisol abbauen. Was dazu führt, dass Sie besser entspannen können und die täglichen Herausvorderungen gelassener angehen werden.

## 10. Kauen Sie bei der Nahrungsaufnahme intensiv

Der bereits verstorbene österreichische Gesundheitsexperte F. X. Mayr war ein Verfechter dafür, Zusammenhänge zwischen Gesundheit und der Nahrungsaufnahme zu verdeutlichen. Dabei spielte das Verdauen von Nährstoffen in seiner Philosophie eine entscheidende Rolle. Für den Verdauungsvorgang ist das gute Kauen von großer Bedeutung. Bereits gut vorgekaute Nahrung kann im Magen-Darmtrakt deutlich besser aufgespalten werden. Dies führt nicht nur zur besseren Bekömmlichkeit, sondern auch zum besseren Nutzen der Nährstoffe. Bei F. X. Mayr wird jeder Bissen mindestens 50 Mal gekaut. Darauf muss man sich richtig konzentrieren, denn wir sind allzu oft verführt, einen Bissen nach zwei bis drei Kauvorgängen zu schlucken. Ob Sie nun 50 Mal kauen oder etwas weniger, können Sie selbst entscheiden. Versuchen Sie jedoch, beim Essen möglichst lange und intensiv zu kauen. Sie werden feststellen, dass der Sättigungsprozess deutlich früher eintritt. Ferner erkennen Sie, dass die Nahrung viel bekömmlicher wird. In unserer täglichen Erfahrung hat sich gezeigt, dass das häufige und intensive Kauen sehr hilfreich ist, um die Menschen in den Fettstoffwechsel zu führen. Auf diesem Weg bekommen Sie auch einen neuen Bezug zu der aufgenommenen Nahrung. Wir haben beobachtet, dass dickere Menschen häufig zum schnellen Essen neigen. Sie verschlingen die Nahrung manchmal regelrecht. Die Genießer sind meistens schlankere Menschen. Die Wertschätzung und die Freude auf das Nahrungsmittel verbieten, es zu verschlingen. Dafür ist es viel zu schade.

## Schlussgedanke

Häufig erleben wir, dass Menschen Veränderungen im Bereich ihrer Ernährung sofort ablehnen. Dies ist eine Entscheidung, die jeder für sich persönlich treffen muss. Wir haben uns darauf verschrieben, den menschlichen Stoffwechsel zu erforschen und die Veränderungen messbar zu machen. Diese Ergebnisse stellen wir gern einer breiten Öffentlichkeit zur Verfügung.

Die meisten Menschen stellen sich die Frage: Warum können manche Menschen scheinbar viel essen, ohne dick zu werden, und andere nehmen schon beim Betrachten einer Mahlzeit zu? Was macht den Unterschied? Nach unserer Erkenntnis ist die Antwort darauf nicht schwer. Die Menschen, die mehr Sauerstoff in die menschlichen Zellen bringen, sind in der Regel die schlanken. Je mehr Sauerstoff, umso besser funktioniert der Fettstoffwechsel. Der Anteil von Sauerstoff in der Zelle ist aber nicht nur entscheidend für die gute Figur. Es ist auch der Parameter für die Gesundheit. Je mehr Sauerstoff, umso mehr Lebensenergie und Freude können wir bei den Personen beobachten. Krankheiten, ob körperlich oder psychisch, deuten sich über den Sauerstoffwert der Zelle frühzeitig an.

Sauerstoff wird aus der Atmung, im Blut, in dem sich darin befindenden Hämoglobin, gebunden und den Zellen zugeführt. Durch Nitrate und Schadstoffe aus belasteten Böden der konventionellen Landwirtschaft sowie der industriellen Nahrungsmittelproduktion wird aus dem Hämoglobin im Blut Methämoglobin gebildet. Der Unterschied ist, dass Methämoglobin zwar auch Sauerstoff binden kann, es aber nicht mehr an die Zellen abgibt. Dadurch kommt es zu einer Unterversorgung von Sauerstoff in den Zellen mit weitreichenden Folgen für unsere Gesundheit.

Wir sind alle glücklich über die ausreichende Nahrung, die uns zur Verfügung steht und dies auch noch zu einem immer günstigeren Preis. Vergessen wird jedoch, dass parallel dazu ein hoher gesundheitlicher Preis bezahlt wird, wenn überwiegend Supermarktnahrung zugeführt wird.

Es geht nicht darum, das Rad der Geschichte zurückzudrehen. Aber ein sorgsamer Umgang mit Ressourcen und Grundkenntnisse über die Zusammenhänge von Ernährung und deren gesundheitliche Auswirkungen auf den Stoffwechsel helfen, den persönlichen Weg im reichhaltigen Ernährungsangebot zu finden.

Eine gesunde Lebensführung ist der Garant für ausreichend Sauerstoff in den Zellen. Die gute Botschaft ist, dass wir zu jeder Zeit diesen Wert wieder verbessern können. Dieses wird durch Ernährung, Bewegung und eine positive Lebenseinstellung beeinflusst. Damit sind Gesundheit und Schlanksein kein Zufall, sondern sie lassen sich von jedem selbst beeinflussen.

Die Schöpfung hat uns einen Körper geschenkt. Es liegt an jedem Einzelnen, wie respektvoll er damit umgeht und ob er ihn wertschätzt.

Es ist faszinierend, zu betrachten, wie schnell ein Mensch auf eine bestimmte Form der Ernährung konditioniert ist. Diesen Umstand macht sich natürlich auch die Werbung der Nahrungsmittelindustrie zunutze. Subtil werden unsere Ernährungsgewohnheiten und Vorlieben von der Werbung bestimmt, auch wenn die meisten Menschen glauben, dass sie die Manipulation durchschauen.

Wir haben gelernt, dass Veränderungen leichter durchgeführt werden können, wenn man einmal den Sinn der Veränderung verstanden hat und sich auf der anderen Seite immer wieder die Frage stellt, worauf meine jetzigen Verhaltensweisen basieren. Weshalb mache ich dies so und woher stammen meine Vorlieben? Im Prinzip ist es einfach. Denn die Wirksamkeit von Ernährungs- und Verhaltensweisen lässt sich messen. Auch Sie können sich auf diese Weise recht einfach überprüfen.

Das Ziel dieses Buches ist es, Ihnen dabei behilflich zu sein, schlanker und gesünder durch das Leben zu gehen. Wenn Sie die Zusammenhänge Ihres Stoffwechsels besser verstanden haben, dann ist das Ziel erreicht. Ob Sie bereit sind, Veränderungen durchzuführen und zu überprüfen, ob diese zu einer höheren Lebensqualität führen, ist allein Ihre Entscheidung.